essentials

essentials liefern aktuelles Wissen in konzentrierter Form. Die Essenz dessen, worauf es als „State-of-the-Art" in der gegenwärtigen Fachdiskussion oder in der Praxis ankommt. *essentials* informieren schnell, unkompliziert und verständlich

- als Einführung in ein aktuelles Thema aus Ihrem Fachgebiet
- als Einstieg in ein für Sie noch unbekanntes Themenfeld
- als Einblick, um zum Thema mitreden zu können

Die Bücher in elektronischer und gedruckter Form bringen das Expertenwissen von Springer-Fachautoren kompakt zur Darstellung. Sie sind besonders für die Nutzung als eBook auf Tablet-PCs, eBook-Readern und Smartphones geeignet. *essentials:* Wissensbausteine aus den Wirtschafts-, Sozial- und Geisteswissenschaften, aus Technik und Naturwissenschaften sowie aus Medizin, Psychologie und Gesundheitsberufen. Von renommierten Autoren aller Springer-Verlagsmarken.

Weitere Bände in der Reihe http://www.springer.com/series/13088

Simone Goebel

Patienten mit intrakraniellen Tumoren

Neuropsychologie –
Psychoonkologie – Psychotherapie:
Eine Einführung

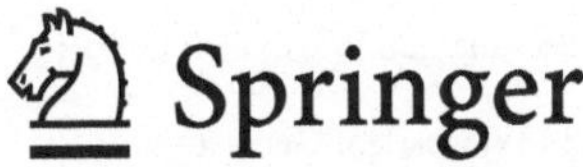

Simone Goebel
Lehrstuhl für Klinische Psychologie
Christian-Albrechts-Universität Kiel
Kiel, Schleswig-Holstein, Deutschland

ISSN 2197-6708 ISSN 2197-6716 (electronic)
essentials
ISBN 978-3-658-31761-4 ISBN 978-3-658-31762-1 (eBook)
https://doi.org/10.1007/978-3-658-31762-1

Die Deutsche Nationalbibliothek verzeichnet diese Publikation in der Deutschen Nationalbibliografie; detaillierte bibliografische Daten sind im Internet über http://dnb.d-nb.de abrufbar.

Planung/Lektorat: Heiko Sawczuk
Springer ist ein Imprint der eingetragenen Gesellschaft Springer Fachmedien Wiesbaden GmbH und ist ein Teil von Springer Nature.
Die Anschrift der Gesellschaft ist: Abraham-Lincoln-Str. 46, 65189 Wiesbaden, Germany

Was Sie in diesem *essential* finden können

- Die wichtigsten medizinischen Grundlagen zu intrakraniellen Tumoren.
- Informationen über Art und Relevanz neuropsychologischer Veränderungen.
- Eine Übersicht über wichtige emotionale und soziale Faktoren bei Patienten und ihren Angehörigen.
- Praktische Ansätze für die diagnostische und therapeutische Arbeit.
- Wichtige Adressen und weiterführende Anlaufstellen.

Inhaltsverzeichnis

Einleitung

1

> Herr K kann gar nicht mehr so genau sagen, wann die ersten Symptome auftraten: „Kopfschmerzen hat doch jeder mal". Rückblickend berichten er und seine Frau, dass vielleicht seit etwa zwei Jahren unspezifische Veränderungen bestanden hätten: neben Kopfschmerzen auch eine erhöhte Vergesslichkeit, auch sei er schneller erschöpft gewesen. Aufgefallen sei der Hirntumor dann infolge eines Krampfanfalls. „Das war ein Schock, sage ich Ihnen. Ganz plötzlich, Klinik. Hirntumor. Operation. Mit 45 Jahren, immer gesund gewesen, immer gesund gelebt." Die Diagnose ist heute zwei Jahre her. „Ich träume noch davon." Die Operation hat Herr K gut überstanden. „Jetzt darf ich sogar wieder Autofahren, die Anfälle sind lange genug nicht mehr aufgetreten, aber ich muss Medikamente nehmen. Aber lange Strecken traue ich mir nicht mehr zu, zu anstrengend, und ich verfahre mich öfter." Heute sind Herr K und seine Frau zur Nachuntersuchung in der Klinik. „In letzter Zeit fallen ihm öfter mal Sachen aus der Hand und er stolpert. Manchmal benutzt er auch ganz falsche Wörter und merkt es nicht", berichtet Frau K. „Wir haben große Angst, dass der Tumor wieder gewachsen ist. Beim letzten Mal war der noch gutartig. Aber er kann trotzdem wiederkommen, dann wahrscheinlich bösartig. Niemand weiß es. Vielleicht lebt mein Mann noch zwei Jahre, vielleicht noch 20. Keiner weiß es."

Das Fallbeispiel beschreibt einen Mann nach der Diagnose eines Hirntumors. In Deutschland erkranken jährlich etwas über 7000 Menschen neu an einem intra-

© Springer Fachmedien Wiesbaden GmbH, ein Teil von Springer Nature 2020
S. Goebel, *Patienten mit intrakraniellen Tumoren*, essentials,
https://doi.org/10.1007/978-3-658-31762-1_1

kraniellen Tumor. Dies sind etwa 2 % aller Tumorerkrankungen. Die meisten Patienten sind bei der Erstdiagnose eines Hirntumors zwischen 50 und 70 Jahre alt, wobei Hirntumore in jedem Lebensalter auftreten können. Bei Kindern und Jugendlichen stellen Hirntumore nach der Leukämie (Blutkrebs) sogar die zweithäufigste Tumorerkrankung dar. Männer sind etwas häufiger betroffen als Frauen (Darlix et al. 2017).

Die Bezeichnung „intrakranieller Tumor" umfasst dabei alle Tumoren, die innerhalb des knöchernen Schädels lokalisiert sind. Damit umfasst der Begriff sowohl Hirntumoren im engeren Sinne, die aus hirneigenem Gewebe – also aus Nerven- oder Gliazellen – entstehen, als auch Tumoren der Hirnhäute (Meningeome) oder Metastasen anderer Tumore (Schlegel et al. 2009). Die Begriffe „Hirntumor" und „intrakranieller Tumor" werden häufig, auch in diesem Buch, synonym verwendet.

Hirntumore stellen eine extrem heterogene Gruppe von Erkrankungen dar. Das Gemeinsame – und psychologisch Relevante – an diesen Erkrankungen ist, dass sie die Besonderheiten von zwei der belastendsten Krankheiten überhaupt vereinen. Zum einen können die Betroffenen durch die Lokalisation des Tumors im Gehirn an allen Folgen leiden, die mit *neurologischen* Erkrankungen einhergehen: Hierzu zählen z. B. Veränderungen in Motorik, Sensorik, Sprache, Persönlichkeit oder Kognition. Zum anderen sind Patienten von allen Belastungsfaktoren betroffen, die im Rahmen von *Tumorerkrankungen* auftreten können, zu welchen z. B. eine verringerte Lebenserwartung oder die zehrende und nebenwirkungsreiche medizinische Therapie zählen. Dieses wird auch als „doppelte Bedrohung" (Ownsworth et al. 2009) bezeichnet: Es droht der Verlust des Selbst und der des Lebens. Die psychische Belastung der Betroffenen, aber auch die ihrer Angehörigen, ist dementsprechend auch besonders hoch: Es gibt kaum eine andere Erkrankung, die mit einer so hohen Prävalenz an psychosozialer Belastung und komorbiden psychischen Störungen einhergeht (Zabora et al. 2001).

Diese psychologischen, aber auch die neuropsychologischen Folgen der Erkrankung spielen eine zentrale Rolle für die Patienten: Sie zählen zu den wichtigsten Einflussfaktoren auf die Lebensqualität und die Teilhabe am gesellschaftlichen Leben. Ob ein Mensch mit dieser Erkrankung weiter arbeiten, Auto fahren, seinen Hobbys nachgehen, Freunde treffen, seine Bankgeschäfte führen, Entscheidungen in Bezug auf die medizinische Behandlung treffen oder Gesprächen folgen kann, und als wie belastend die Erkrankung und ihre Folgen erlebt werden, wird somit wesentlich durch (neuro-)psychologische Aspekte bestimmt (Giovagnoli 2005).

Psychologische und neuropsychologische Veränderungen bei Patienten mit Hirntumoren stellen daher den Fokus dieses Buches dar. Zunächst wird kurz auf die medizinischen Grundlagen eingegangen. Anschließend werden die spezifischen Folgen beleuchtet, welche durch die direkte Betroffenheit des Gehirns bedingt sein können, die neuropsychologischen Folgen. Darauf folgend werden die psychoonkologischen Aspekte betrachtet, also jene, welche im Rahmen von Tumorerkrankungen typischerweise auftreten können. Da viele Patienten infolge der Erkrankung auch komorbide psychische Störungen (z. B. eine Depression) entwickeln, werden diese in einem weiteren Kapitel behandelt.

Medizinische Grundlagen intrakranieller Tumore

2.1 Klassifikation intrakranieller Tumore

Es gibt viele verschiedene Arten von Hirntumoren, die nach der Weltgesundheitsorganisation (WHO) anhand von vier Aspekten klassifiziert werden (Louis et al. 2016). Diese vier Aspekte werden als „Schichten" bezeichnet. Während *Schicht I* die integrierte Diagnose aller tieferen Schichten angibt, dient die *Schicht II* der histologischen Klassifikation, die *Schicht III* der WHO-Graduierung, also der Einstufung der Malignität, und die *Schicht IV* der Angabe des genauen Genotyps.

Die **Schicht II** gibt also an, aus welchem Ursprungsgewebe ein Hirntumor entstanden ist. Insgesamt lassen sich über 100 Arten differenzieren. Diese haben unterschiedliche Wachstumseigenschaften und gehen mit teils sehr unterschiedlicher Lebenserwartung einher. Die häufigsten Unterformen primärer Hirntumore sind Gliome (ca. 40 %), Meningeome, d. h. Tumoren der Hirnhäute (ca. 20 %), Neurinome, d. h. Tumoren aus den Schwann-Zellen der Hirnnerven (ca. 8 %) und Hypophysentumore, also Tumoren der Hirnanhangsdrüse (ca. 6 %), wobei letztere nicht länger als Hirntumoren im engeren Sinne gelten, für die Neuroonkologie praktisch jedoch immer noch von Bedeutung sind und bei den Patienten ähnliche Belastungen hervorrufen wie andere Hirntumoren.

Gliome entstehen aus den glialen Stützzellen des Nervensystems. Es existieren verschiedene Arten von Glia- oder Stützzellen, nach denen auch verschiedene Unterarten von Gliomen unterschieden werden. Die häufigste Unterform der Gliome sind die astrozytären Tumoren oder Astrozytome, die aus Astrozyten hervorgehen. Die besonders schnell wachsenden bösartigen Astrozytome, auch Glioblastome genannt, machen dabei etwa 50 % aller Gliome aus (Hacke 2016). Ein Großteil der Glioblastome tritt nach kurzer Vorgeschichte auf; diese können sich jedoch auch aus vorbekannten weniger bösartigen Tumoren entwickeln,

© Springer Fachmedien Wiesbaden GmbH, ein Teil von Springer Nature 2020
S. Goebel, *Patienten mit intrakraniellen Tumoren,* essentials,
https://doi.org/10.1007/978-3-658-31762-1_2

wobei insbesondere bei Astrozytomen eine Neigung zur Rezidivbildung und Malignisierung besteht. Astrozytome können jedoch auch gutartig sein: Diese benignen Formen werden als pilozytische Astrozytome bezeichnet.

Meningeome entstehen aus den Zellen der Hirnhäute (Meningen) und sind zum überwiegenden Teil, zu etwa 85 %, gutartig. Durch ihr verdrängendes Wachstum können jedoch auch diese Tumoren, abhängig von ihrer Lokalisation, zu erheblichen klinischen Symptomen führen. Sie treten deutlich häufiger bei Frauen auf (Hacke 2016).

Intrakranielle *Neurinome* entstehen aus den Schwannzellen der Hirnnerven. Neurinome sind gutartige Tumoren, die vorwiegend im mittleren und höheren Erwachsenenalter auftreten. Durch ihre spezifischen Lokalisationen, oft in Nähe des Hirnstamms mit seinen überlebenswichtigen Funktionen oder wichtiger Hirnnerven, können Neurinome trotz ihrer Benignität zu erheblichen Symptomen und funktionellen Einschränkungen führen. Besonders häufig finden sich Neurinome des achten Hirnnervs, auch Akustikusneurinome genannt, die bei vielen Patienten mit extrem beeinträchtigenden Symptomen wie Schwindel, Übelkeit und Tinnitus einhergehen (Hacke 2016).

Hypophysenadenome entstehen aus den neuroendokrin aktiven Zellen des Hypophysenvorderlappens, wodurch sie zum Teil selbst hormonaktiv sind und eine dementsprechende Symptomatik auslösen können. Es handelt sich zumeist um gutartige Tumoren, Betroffene müssen jedoch auch nach erfolgreicher Operation häufig ein Leben lang Medikamente zur Regulation der Hormonfunktionen einnehmen.

Sekundäre Hirntumoren, also *Metastasen* anderer Krebserkrankungen, gehören zu den häufigsten intrakraniellen Tumoren, sind immer bösartig und können in jeder möglichen Lokalisation entstehen. Die Prognose des Patienten ist abhängig von der Grunderkrankung (Hacke 2016).

Die **Schicht III** teilt die Bösartigkeit (Malignität) intrakranieller Tumore in vier Grade ein: I gutartig (benigne), II noch gutartig (semibenigne), III bereits bösartig (semimaligne), IV bösartig (maligne). Die durchschnittliche Überlebenszeit bei einem gutartigen Tumor kann unbegrenzt sein, bei einem bösartigen Tumor weniger als sechs Monate betragen (Hacke 2016). Tumoren der Grade III und IV zählen zu den onkologischen Krankheiten, sind also Krebserkrankungen. Im Gegensatz zu anderen Tumorerkrankungen ist die Einteilung in gut- und bösartig bei intrakraniellen Tumoren allerdings nicht immer aussagekräftig: Da intrakranielle Tumore innerhalb der starren Schädelkapsel wachsen, führt jede Raumforderung, egal ob gut- oder bösartig, zu einer Hirndrucksteigerung, die lebensbedrohlich werden kann. Zudem können auch gutartige Tumore in das angrenzende Hirngewebe einwachsen und zeigen oft eine Tendenz zur Malignisierung, werden also im weiteren Krankheitsverlauf bösartig.

Zwischenfazit

Für Patienten, Angehörige und Behandler ist es erforderlich, die genaue Tumordiagnose zu kennen: Nicht alle intrakraniellen Tumore sind lebensbedrohlich oder „Krebs". Andersherum gibt es aber auch bei gutartigen Tumoren keine vollständige Entwarnung: Auch diese können bösartig werden oder durch ihre Lokalisation im Schädel gefährliche Symptome verursachen.

2.2   Klinische Symptomatik intrakranieller Tumore

Patienten mit einem intrakraniellen Tumor zeigen ganz unterschiedliche Symptome: Je nachdem, wo der Tumor im Gehirn lokalisiert ist, wie schnell er wächst und wie groß er wird, können alle Hirnfunktionen betroffen sein. Häufig werden *unspezifische* und *spezifische* Symptome unterschieden. **Unspezifische** Symptome werden durch den allgemein erhöhten Hirndruck ausgelöst und umfassen z. B. Kopfschmerzen, Übelkeit, Schwindel, Konzentrationsstörungen oder Reizbarkeit (Darlix et al. 2017; Schlegel et al. 2009). Treten die Tumoren in einem funktionell sensiblen Bereich des Gehirns auf, können sie zu einer entsprechenden **spezifischen** fokal-neurologischen Symptomatik führen. Dieses können dann z. B. motorische, sensorische oder auch neuropsychologische Symptome sein.

Die geschilderten Symptome können dabei nicht nur durch den Tumor selbst, sondern auch durch die medizinische Behandlung in Form von Operation, Radiotherapie, Chemotherapie oder Medikation bedingt sein (Taphoorn und Klein 2004).

2.3   Medizinische Behandlung intrakranieller Tumore

Die medizinische Behandlung eines Hirntumors richtet sich nach seiner Malignität und Symptomatik. Die meisten Hirntumore werden neurochirurgisch operiert, wobei die Patienten manchmal, wenn der Tumor z. B. in motorischen oder sprachtragenden Arealen sitzt, dabei sogar bei vollem Bewusstsein sind („Operation unter Lokalanästhesie"). Die Tumoroperation löst bei vielen

Patienten starke Ängste aus. Bösartige Tumore werden zudem häufig auch mit Chemotherapie und/oder Bestrahlung behandelt (Darlix et al. 2017; Schlegel et al. 2009). Die Behandlungen sind häufig mit erheblichen Nebenwirkungen und Belastungen für Patienten verbunden, welche auch noch Jahre nach der Behandlung auftreten oder bestehen bleiben können. Für den Großteil der Patienten sind dabei der persönliche Kontakt und die persönliche Aufklärung durch den behandelnden Arzt besonders wichtig (Goebel und Mehdorn 2018; Rosenblum et al. 2009). Kliniken, welche auf die Behandlung von Hirntumorpatienten spezialisiert sind, können sich, bei Einhaltung strenger Qualitätsstandards, über die Deutsche Krebsgesellschaft als Neuroonkologisches Tumorzentrum zertifizieren lassen. Ein Verzeichnis dieser zertifizierten Kliniken findet sich unter https://www.onkozert.de/organ/neuro/.

Zwischenfazit

Die klinische Symptomatik und die medizinische Behandlung eines intrakraniellen Tumors hängen von der Art, Größe und Lokalisation des Tumors ab. Es können z. B. Sehstörungen, Störungen von Motorik, Sensorik und Gleichgewicht, kognitive und sprachliche Veränderungen, Schwindel, Kopfschmerzen und/oder Krampfanfälle auftreten. Die meisten Tumore werden neurochirurgisch operiert, bösartige Tumoren werden meist auch mit Chemotherapie und/oder Bestrahlung behandelt. ◄

Neuropsychologie 3

3.1 Ursachen, Häufigkeit und Relevanz neuropsychologischer Veränderungen

Die klinische Neuropsychologie beschäftigt sich mit den kognitiven, emotionalen und sozialen Folgen von Schädel-Hirn-Erkrankungen. Durch die Lokalisation des Tumors im Gehirn spielen kognitive Veränderungen eine besondere Rolle bei Patienten mit intrakraniellen Tumoren: Nahezu alle Patienten sind hiervon betroffen – auch bereits im Frühstadium der Erkrankung in gutem körperlichem Funktionszustand (Hendrix et al. 2017; Tucha et al. 2000). Neuropsychologische Veränderungen haben eine hohe klinische Relevanz: Sie stellen einen der wichtigsten Einflussfaktoren auf die Lebensqualität der Patienten dar, haben wesentlichen Einfluss auf die Arbeitsfähigkeit, das emotionale Befinden, Selbstwert und Selbstsicherheit sowie die Fähigkeit, zuverlässig an medizinischen Therapien zu partizipieren (z. B. Medikamente selbstständig korrekt einzunehmen) (Calvio et al. 2009; Day et al. 2016; Ownsworth et al. 2009). Patienten dürfen möglicherweise (auch) aufgrund der neuropsychologischen Einschränkungen nicht mehr Auto fahren, was für viele Betroffene eine massive Einschränkung der Selbstständigkeit darstellt. Neuropsychologische Veränderungen haben für viele Patienten eine andere Qualität als körperliche Symptome oder Nebenwirkungen der Medikation: Es geht um die Betroffenheit des Selbst, der eigenen Identität. Neuropsychologische Defizite sind aber auch aus anderen Gründen relevant für Hirntumorpatienten: Sie geben u. a. häufig Hinweise auf ein erneutes Tumorwachstum, bevor dieses im MRT sichtbar wird, geben wichtige Hinweise für die Rehabilitationsplanung sowie die Beurteilung unterschiedlicher Behandlungsmethoden und stellen einen unabhängigen prognostischen Faktor für die Überlebenszeit dar (Armstrong et al. 2003; Meyers und Hess 2003).

© Springer Fachmedien Wiesbaden GmbH, ein Teil von Springer Nature 2020
S. Goebel, *Patienten mit intrakraniellen Tumoren*, essentials,
https://doi.org/10.1007/978-3-658-31762-1_3

Ursachen für neuropsychologische Veränderungen bei Hirntumorpatienten sind vielfältig: Hierzu zählen das verdrängende oder infiltrierende Tumorwachstum, die neurochirurgische Operation, Chemo- und Strahlentherapie, Ödembildung und die allgemeine intrakranielle Druckerhöhung, Nebenwirkungen anderer Medikamente (z. B. Glukokortikoide), tumorbedingte epileptische Anfälle und emotionale Belastung (Taphoorn und Klein 2004).

3.2   Art und Inhalt neuropsychologischer Veränderungen

Im Bereich der Neuropsychologie können ebenfalls unspezifische und spezifische Veränderungen auftreten (vergl. Abschn. 2.2). *Unspezifische* Veränderungen beinhalten häufig Verlangsamung, eine verminderte Belastbarkeit oder Konzentrationsstörungen. Patienten sind vielleicht vergesslicher im Alltag, benötigen häufiger Pausen, können Zusammenhänge nicht mehr so schnell begreifen oder Gesprächen nur noch für eine kurze Weile folgen. *Spezifische* Veränderungen zeigen einen Zusammenhang mit der Lokalisation der Erkrankung: So sind bei Patienten mit Tumoren innerhalb des Frontalhirns bspw. häufig Defizite in exekutiven Funktionen zu finden oder liegen bei Patienten mit Tumoren im Bereich des medialen Temporallappens häufig Defizite im Bereich des Gedächtnisses vor. Tab. 3.1 gibt einen Überblick über die wichtigsten neuropsychologischen Funktionsbereiche. Bei dem überwiegenden Teil der Patienten bestehen dabei in mehr als in einem Funktionsbereich Einschränkungen (Calvio et al. 2009; Påhlson et al. 2003).

Der große Unterschied bei Patienten mit bösartigen Hirntumoren im Vergleich zu vielen anderen neurologischen Erkrankungen (z. B. Schädel-Hirn-Trauma oder Schlaganfall) ist die häufig unvermeidliche Verschlechterung im weiteren Krankheitsverlauf, um die der Patient weiß, die er aber nicht abwenden kann – vergleichbar mit Demenzpatienten.

3.3   Neuropsychologische Diagnostik und Therapie

Seit 2011 ist die Klinische Neuropsychologie in Deutschland als Therapiemethode wissenschaftlich anerkannt. Für zertifizierte Neuroonkologische Tumorzentren (Abschn. 2.3) ist die Möglichkeit zur qualifizierten neuropsychologischen Untersuchung als Qualitätsmerkmal definiert und die Klinische Neuropsychologie stellt einen wichtigen Baustein in der stationären Rehabilitation dar. Auch im ambulanten Setting besteht ein Anspruch auf neuropsychologische Diagnostik

Tab. 3.1 Übersicht über wichtige neuropsychologische Funktionsbereiche

Domäne	Beschreibung
Aufmerksamkeit	Grundlage für alle weiteren kognitiven Prozesse. Einschränkungen zählen zu den häufigsten bei neuroonkologischen Patienten. Folgende Komponenten lassen sich unterscheiden: Wachheit und Aktivierung (Alertness); Fähigkeit zur bewussten Steuerung der Aufmerksamkeit, der Wahrnehmung und des Denkens, Flexibilität, Reaktionshemmung; Fähigkeit zur Auswahl und Filterung von Informationen (selektive Aufmerksamkeit); Fähigkeit zur längerfristigen Aufrechterhaltung der Aufmerksamkeit; Fähigkeit, zwei oder mehr kognitive Prozesse gleichzeitig auszuführen (Geteilte Aufmerksamkeit), Fähigkeit zur räumlichen Ausrichtung der Aufmerksamkeit (bei Störung z. B. Neglect). Aufmerksamkeitsstörungen wirken sich auf alle anderen kognitiven, aber auch körperlichen Funktionen aus und führen zu einer starken Minderung der Lebensqualität. Patienten ziehen sich häufig sozial zurück, erleben sich als überfordert oder können reizbar und depressiv werden
Lernen und Gedächtnis	Die Fähigkeit, Informationen und Erlebnisse einzuspeichern, aufzubewahren und wieder abzurufen. Es werden das Kurzzeit- und das Langzeitgedächtnis unterschieden. Gedächtnisstörungen führen zu starken Verunsicherungen und Beeinträchtigungen von Autonomie und Funktionsfähigkeit im Alltag
Höhere kognitive (exekutive) Funktionen	Komplexe Prozesse, welche zur Steuerung des eigenen Verhaltens und zur Durchführung zielgerichteter Handlungen erforderlich sind. Hierzu zählen z. B. strategische Planung, Flexibilität, logisches und vorausschauendes Denken oder Abstraktionsfähigkeit. Einschränkungen können mit einer eingeschränkten Selbstkontrolle einhergehen. Während einige Patienten desorganisiert wirken, können andere starke Antriebs- und Motivationsstörungen zeigen. Das Setzen von Zielen und Prioritäten kann ebenso erschwert sein wie die Wahrnehmung und Korrektur von Fehlern
Kognitive und visuo-motorische Geschwindigkeit	Geschwindigkeit des Denkens und Handelns. Patienten zeigen oft Schwierigkeiten in der Auge-Hand-Koordination und sind verlangsamt
Sprach- und Rechenleistungen	Hierunter fallen Wortfindung und Sprachproduktion, Sprachverständnis, Spontansprache und Kommunikationsfähigkeit, Lesen und Schreiben, Grammatikverständnis, Zahlenverarbeitung und Rechenfähigkeit
Visuell-räumliche Funktionen	Umfasst z. B. das Erkennen von Objekten und Gesichtern, Wahrnehmung und Zurechtfinden im Raum, Raumorientierung. Einschränkungen gehen mit massiven Störungen in der alltäglichen Funktionsfähigkeit einher (z. B. Anziehen, Uhr lesen)
Sozial-kognitive Funktionen	Umfasst alle Funktionen, welche für soziale Interaktionen und Beziehungen relevant sind, z. B. Verarbeitung sozialer Hinweisreize, Empathie, Erkennen von Emotionen des Gesprächspartners, Einhaltung sozialer Normen etc.

und Therapie. Qualifizierte neuropsychologische Behandler können über die Gesellschaft für Neuropsychologie (www.gnp.de) gesucht werden.

Eine differenzierte neuropsychologische Untersuchung sollte aufgrund der Häufigkeit und Vielfalt der Einschränkungen und ihrer herausragenden Rolle für Funktionsfähigkeit, Lebensqualität und Stimmung bei jedem Patienten erfolgen. Hierbei ist der Einsatz von Screeningverfahren nicht ausreichend: Diese decken aufgrund ihrer geringen Sensitivität nur einen kleinen Teil bestehender Einschränkungen auf (Becker et al. 2016).

Für die neuropsychologische Therapie sind gute Effekte belegt: Selbst bei Patienten mit bösartigen Hirntumoren lassen sich hierdurch Steigerungen der kognitiven Leistungsfähigkeit, der Autonomie im Alltag und der Lebensqualität erzielen – wobei jedoch das prämorbide Leistungsniveau in vielen Fällen nicht wieder erreicht werden kann. Neuropsychologische Behandlungen führen zudem zu einer verringerten Belastung der Patienten wie auch ihrer Angehörigen. Neuropsychologische Therapiemethoden umfassen die Wiederherstellung von Funktionen (*„Restitution"*), z. B. durch die computergestützte Therapie von Aufmerksamkeitsfunktionen, die *Kompensation* bleibender Einschränkungen zur Förderung der Funktionsfähigkeit im Alltag (z. B. durch Erinnerungshilfen) sowie aus der Psychotherapie *integrierte Verfahren* zur Unterstützung der Krankheitsbewältigung (Sturm et al. 2009).

Zwischenfazit

Bei fast allen Patienten mit einem Hirntumor bestehen neuropsychologische Veränderungen. Diese können, je nach Größe und Lokalisation, alle neuropsychologischen Funktionsbereiche betreffen. Neuropsychologische Veränderungen haben eine herausragende Bedeutung für Teilhabe, Lebensqualität und Stimmung. Eine umfassende neuropsychologische Untersuchung sollte daher routinemäßig erfolgen. Die Wirksamkeit der neuropsychologischen Therapie ist gut belegt. ◄

Psychoonkologie 4

Krebs wird auch als „König aller Krankheiten" bezeichnet und stellt in einigen Ländern, u. a. im Zuge der steigenden Lebenserwartung, bereits die häufigste Todesursache dar (Mukherjee et al. 2012). Es ist eine der häufigsten, tödlichsten und mit den stärksten Beeinträchtigungen einhergehende Erkrankung. Onkologische Erkrankungen erfordern zumeist aufwendige, langwierige und nebenwirkungsreiche Behandlungen (z. B. Operation, Chemotherapie, Bestrahlung). Krebs ist zudem mehr als die meisten Krankheiten mit komplexen, vielfältigen und existenziellen Veränderungen für den Patienten und sein soziales Umfeld verbunden: z. B. mit bleibenden Einschränkungen, einer unsicheren Prognose, der Veränderung sozialer Rollen, finanziellen Einbußen etc. Neue Behandlungsmethoden haben die Anzahl von Menschen erhöht, die mit einer Krebserkrankung leben, wobei die Prognose im Einzelfall immer unsicher ist und dieses Überleben mit vielfältigen krebsspezifischen Belastungsfaktoren einhergeht. Viele Patienten mit Hirntumoren leiden neben den oben dargelegten spezifischen neurologischen und neuropsychologischen Einschränkungen zusätzlich unter diesen krebsspezifischen Belastungen. Deren Diagnostik und Behandlung fallen in das Gebiet der Psychoonkologie. Die wichtigsten psychoonkologischen Aspekte werden in diesem Kapitel dargelegt.

In Deutschland liegen seit 2014 Leitlinien für die psychoonkologische Versorgung vor (Deutsche Krebsgesellschaft 2014). Hier wird festgeschrieben, dass bei jedem Patienten zumindest ein psychoonkologisches Screening durchgeführt werden soll, um eine hohe psychische Belastung und psychoonkologischen Versorgungsbedarf festzustellen, und dass belastete Patienten, aber auch ihre Angehörigen, Zugang zu qualifizierter psychoonkologischer Versorgung haben sollen. Psychoonkologische Diagnostik und Behandlung kann in vielen verschiedenen Settings stattfinden: im Akutkrankenhaus, während der Rehabilitation

© Springer Fachmedien Wiesbaden GmbH, ein Teil von Springer Nature 2020   13
S. Goebel, *Patienten mit intrakraniellen Tumoren*, essentials,
https://doi.org/10.1007/978-3-658-31762-1_4

oder ambulant. Niedrigschwellige Angebote im Rahmen von Krebsberatungsstellen spielen eine wichtige Rolle. Seit 1994 werden für verschiedene Berufsgruppen Weiterbildungen in psychosozialer Onkologie angeboten, welche von der Deutschen Krebsgesellschaft zertifiziert sind (https://www.wpo-ev.de/). Hier werden wichtige medizinische Grundlagen sowie Möglichkeiten zur Unterstützung und Beratung von Patienten und Angehörigen vermittelt.

4.1   Krankheitsphasen

Psychoonkologisch lassen sich fünf verschiedene Krankheitsphasen unterscheiden, in welchen jeweils unterschiedliche Anforderungen an Patienten und Behandler bestehen (Deutsche Krebsgesellschaft 2014).

Die *erste Phase* stellt die der Früherkennung und Diagnostik dar. Aus psychoonkologischer Sicht stehen hier häufig z. B. akute Belastungs- und Anpassungsreaktionen oder Prozesse der Verleugnung im Vordergrund. Häufige Reaktionen beinhalten Schock, Unsicherheit, Hilflosigkeit und Gefühle von Ausgeliefertsein.

Es folgt als *zweite Phase* die der frühen medizinischen Therapie (insbesondere Operation, Chemotherapie, Bestrahlung), in welcher häufig Ängste, Depression, Kontrollverlust und Hilflosigkeit das psychoonkologische Bild bestimmen und der Krebs zur dominierenden Kraft im Leben des Patienten wird. Körperliche Probleme treten in dieser Phase besonders gehäuft auf. Beziehungen zum medizinischen Personal spielen hier eine besonders wichtige Rolle.

Dritte Phase ist die der Rehabilitation, welche als die Zeit im Anschluss an die medizinische Behandlung definiert ist und in welcher häufig erst die tiefergehende Krankheitsverarbeitung einsetzt, welche bei vielen Patienten zu einer Verschlechterung des psychischen Befindens bis zur Suizidalität führt. Das Erleben von Andersartigkeit und die sozialen Auswirkungen der Erkrankung treten hier oft besonders ins Bewusstsein.

In der *vierten Phase* der Nachsorge besteht bei Patienten und ihren Angehörigen die Herausforderung, sich an eine unsichere Zukunft und die häufig unsichere Prognose anzupassen. Es kann zum Fortschreiten der Erkrankung kommen, z. B. können Metastasen oder Rezidive auftreten, was, auch aufgrund der objektiv schlagartig verschlechterten Prognose im Hinblick auf das Überleben, häufig zu emotional extremen Belastungen bei Patienten und Angehörigen führt.

Als terminal-palliative *Phase 5* gilt die Sterbephase, in welcher psychoonkologisch häufig existenzielle Fragen, Abschieds- und Trauerprozesse und die Betreuung der Angehörigen im Vordergrund stehen.

4.2   Zentrale psychoonkologische Konstrukte

Die Psychoonkologie hat sich auch deshalb als eigenes Fachgebiet etabliert, da die besonderen psychischen Herausforderungen und Unterstützungsbedürfnisse von Krebspatienten und ihren Angehörigen nicht hinreichend in anderen Bereichen der Psychologie oder Psychiatrie abgebildet werden. Auf einige dieser Besonderheiten wird in diesem Abschnitt eingegangen.

Wanat und Kollegen (Wanat et al. 2016) fassten 2016 die vorliegenden qualitativen Studien zum psychischen Erleben von Krebspatienten zusammen. In ihrer Synthese identifizierten die Autoren sechs zentrale Erfahrungsbereiche, welche die Erfahrungen von onkologischen Patienten umfassend abbilden sollen: *Konstrukt 1* ist gekennzeichnet durch die Schockwirkung der Diagnose, in welcher häufig auch Angst, Ärger, Verzweiflung und Hoffnungslosigkeit auftreten. Das *zweite Konstrukt* ist das Erleben von Andersartigkeit und bildet die sozialen Auswirkungen der Erkrankung auf bestehende Beziehungen der Patienten ab. Der *dritte* wichtige Erfahrungsbereich stellt das Suchen von Unterstützung im Gesundheitssystem dar und meint beispielsweise die Beziehungen zum medizinischen Personal oder die Suche nach Informationen über die Erkrankung und ihre Behandlung. Als *vierten* relevanten Bereich identifizierten Wanat und Kollegen die Anforderung, sich an eine unsichere Zukunft und die häufig unsichere Prognose anzupassen. Das *fünfte* Konstrukt spiegelt das Finden von Strategien zum Umgang mit Tumorrezidiven wider, worunter auch das Finden von Möglichkeiten zur Aufrechterhaltung emotionalen Wohlbefindens und das Erleben einer Form von Kontrolle über die Erkrankung fallen. Das *sechste* Konstrukt schließlich umfasst die Auseinandersetzung mit Tod und Sterben.

In der Psychoonkologie werden diese besonderen psychischen Anforderungen definiert und erforscht. Drei der wichtigsten psychoonkologischen Konstrukte stellen die psychosoziale Belastung, die Progredienzangst und die krankheitsspezifischen Unterstützungsbedürfnisse dar.

Das Konzept der krankheitsbedingten *psychosozialen Belastung* (englisch: cancer-related psycho-social distress) ist ein Konzept von besonderer Bedeutung innerhalb der psychosozialen Onkologie. Dieser Begriff soll die psychischen, sozialen und existenziellen Folgen der Krebserkrankung umfassen und Betroffene nicht stigmatisieren oder durch Begriffe wie „psychische Krankheit" verunsichern. Die psychosoziale Belastung „wird definiert als ein breites Spektrum von unangenehmen emotionalen Erfahrungen psychischer, sozialer oder spiritueller Art, das von normalen Gefühlen der Verletzlichkeit, Traurigkeit und Angst bis hin zu stark einschränkenden Problemen wie Depression, Angststörungen, Panik, sozialer Isolation und spirituellen Krisen reicht" (Mehnert et al. 2006, S. 216). Die psychosoziale Belastung steht dabei oft in enger Wechselwirkung mit körperlichen Beschwerden und Schmerzen. Hirntumorpatienten sind insgesamt häufiger und stärker psychosozial belastet als Patienten mit anderen Krebserkrankungen: Bei etwa einem Drittel bis der Hälfte der Betroffenen besteht eine klinisch relevant erhöhte psychosoziale Belastung (Liu et al. 2018). Bei Hirntumorpatienten stehen besonders häufig psychische Aspekte wie Depressivität oder Zukunftsängste, soziale Faktoren wie Isolation oder Stigmatisierung, oder neuropsychologische Probleme wie Gedächtnis- oder Sprachstörungen mit einer hohen psychosozialen Belastung im Zusammenhang.

Eine Hirntumorerkrankung geht mit massiven Unsicherheiten bzgl. der Zukunft einher: „Wie wird die Operation verlaufen? Welche Behandlungsoption soll ich wählen? Wird der Tumor wieder wachsen, werde ich sterben? Werden weitere, vielleicht drastische, medizinische Behandlungen nötig sein? Werden Schmerzen oder Funktionseinschränkungen auftreten? Was soll aus meiner Familie werden?" Betroffene und ihre Angehörigen sind mit einer Vielzahl von realen Bedrohungen konfrontiert, welche bei der Mehrzahl der Betroffenen mit Sorgen und Ängsten einhergehen. Die Angst vor einer Verschlechterung des Gesundheitszustands, vor Leiden, Schmerzen, Isolation bzw. vor dem Tod ist für die Mehrzahl aller Krebspatienten allgegenwärtig (Herschbach und Dinkel 2015). Diese Angst vor dem weiteren Verlauf der Erkrankung wird als *Progredienzangst* bezeichnet (Herschbach et al. 2005). Auch wenn es sich bei der Progredienzangst – anders als bei Angststörungen – um eine realistische und angemessene Angst handelt, kann sie so hohe Ausmaße erreichen, dass sie mit schweren Einbrüchen in der Lebensqualität und sozialen Integration einhergeht. Viele Hirntumorerkrankungen führen innerhalb nur weniger Monate zum Tod, auch gutartige Erkrankungen können mit hoher Wahrscheinlichkeit im weiteren Verlauf bösartig und damit lebensbedrohlich werden, und bei allen können neurologische und neuropsychologische Symptome auftreten oder sich weiter verschlimmern. Vermutlich durch diese doppelte Bedrohung der onkologischen und neurologischen Aspekte sind Hirntumorpatienten besonders häufig von einer klinisch relevant erhöhten Progredienzangst betroffen: Diese betrifft etwa 40 % der Patienten, und die Angst vor dem Verlust des Selbst, der eigenen Identität und schweren neuropsychologischen Symptomen hat einen hohen Stellenwert (Goebel und Mehdorn 2019).

Unterstützungsbedürfnisse von Krebspatienten werden in der Forschungsliteratur als „supportive care needs" bezeichnet und mit dem Ziel untersucht, Betroffenen genau jene Hilfe zukommen zu lassen, welche zielgerichtet, also notwendig, erwünscht und/oder nützlich, ist (Sanson-Fisher et al. 2000). Sie werden zumeist in den Bedarf nach Versorgungsangeboten bzgl. psychischer, praktisch-sozialarbeiterischer, medizinisch-körperlicher und spiritueller Probleme, Probleme in Bezug auf das Gesundheitssystem sowie Informationsbedürfnisse differenziert (Harrison et al. 2009). In Bezug auf das Gesundheitssystem besteht der häufigste Wunsch in einer Stärkung persönlicher Beziehungen zu den Behandlern: der Wunsch nach festen Ansprechpartnern bzgl. der Behandlung sowie der danach, „wie ein Mensch, nicht wie ein ‚Fall‘" behandelt zu werden. Unterstützungsbedürfnisse von Hirntumorpatienten sind zum einen aufgrund der Kombination aus neurologischen und onkologischen Belastungsfaktoren außerordentlich vielseitig und komplex, zum anderen im Vergleich zu anderen Patientengruppen spezifisch, wobei die neuropsychologischen Aspekte eine besonders wichtige Rolle spielen (Catt et al. 2008). Bedürfnisse nach psychologischer sowie neuropsychologischer Unterstützung sind dabei besonders häufig unerfüllt.

Exkurs: Was wir über Hirntumorpatienten nicht wissen können: Methodische Probleme bei der Untersuchung von Hirntumorproblemen

Die (neuro-)psychologischen Besonderheiten bei Patienten mit einem Hirntumor (z. B. Veränderungen in Sprache oder Persönlichkeit oder das Vorliegen schwerer kognitiver Einschränkungen) können zu so schweren Einschränkungen führen, dass eine Teilnahme an Studien nicht möglich ist. Gerade jene Patienten können also nicht befragt werden, bei welchen die schwersten Einschränkungen vorliegen. Dies führt zu – möglicherweise systematischen – Verzerrungen der erhobenen Daten. Beispielhaft soll dieser Umstand an einer Studie von Piil und Kollegen (2018) skizziert werden. Die Autoren planten eine Langzeitstudie über den Zeitraum von einem Jahr an Patienten mit malignen Gliomen; der erste Untersuchungszeitpunkt lag dabei direkt nach der ersten neurochirurgischen Operation. Bereits zu diesem frühen Untersuchungszeitpunkt zeigten von 80 während des Rekrutierungszeitraums operierten Patienten 35 (44 %) so schwere Einschränkungen, dass eine Studienteilnahme unmöglich war. Im Einzelnen verhinderten folgende Gründe eine Studienteilnahme: Sprachstörungen (n = 13), kognitive Defizite (n = 9), neurologische Funktionsstörungen (n = 9), psychische Stressreaktionen (n = 4). Von den Patienten, welche für die Studienteilnahme infrage gekommen wären, lehnten zwölf diese aus den folgenden Gründen ab: keine Motivation oder Energie (n = 9), Terminschwierigkeiten (n = 2), zu hohe emotionale Belastung (n = 1). Im weiteren Studienverlauf zeigte sich, dass nur von etwa der Hälfte der anfangs eingeschlossenen Patienten regelmäßig weitere Daten erhoben werden konnten, wobei insbesondere jene Patienten fehlten, bei welchen eine hohe körperliche und/oder psychische Belastung bestanden hatte. Schließlich war zum Ende des Untersuchungszeitraums über die Hälfte der anfangs eingeschlossenen Patienten (n = 18) verstorben. Wir wissen also im Grunde nichts über jene Patienten, welche wir nicht über ihr Erleben befragen können – also eben gerade über jene, welche am stärksten von den neurologischen, neuropsychologischen und psychologischen Folgen der Erkrankung betroffen sind. ◄

4.3   Besondere psychoonkologische Aspekte bei Hirntumorpatienten

Ein tieferes Verständnis darüber, wie Betroffene die Erkrankung und ihre Folgen erleben und welche Ansätze Betroffenen helfen, kann bei der psychoonkologischen Behandlung hilfreich sein. Im Abschn. 4.5 wird näher auf diese eingegangen.

Im Jahre 2000 berichteten Salander und seine Kollegen von 28 Patienten mit malignen Tumoren und ihren Angehörigen, welche längere Zeit über den Krankheitsverlauf hinweg darüber interviewt worden waren, wie sich das Leben durch die Tumordiagnose verändert hatte. Aufgrund der Ergebnisse teilten die Autoren die Lebenszeit nach der Diagnose in die beiden Kategorien „Zeit der Erkrankung" and „Zeit des alltäglichen Lebens" ein, wobei erstere folgendermaßen definiert ist: „Die Zeitspanne, in der das Leben hauptsächlich von der Krankheit und ihrer Behandlung eingenommen wird. Die Kontinuität des Lebens ist gestört – die Krankheit steht im Mittelpunkt des Lebens" (S. 591, Übersetzung der Autorin). Die Zeit des alltäglichen Lebens umfasse dagegen "Lebenszeit, wenn das Leben des Patienten dem Leben ähnelt, wie es sich vor der Erkrankung manifestierte... Das Alltagsleben hat nicht aufgehört zu existieren – es gibt eine gewisse Lebenskontinuität" (S. 591, Übersetzung der Autorin). Die ernüchternde Erkenntnis der Untersuchung war, dass die Erkrankung und ihre Behandlung insgesamt in etwa die Hälfte der verbleibenden Lebenszeit in Anspruch nahmen. Nicht einmal die Hälfte der Arbeitstätigen kehrte in den Beruf zurück; fast niemand davon im gewohnten Stundenumfang. Etwa ein Drittel der Patienten erlebte bis zum Tod sogar gar keine „Zeit des alltäglichen Lebens" mehr: Die Krankheit bildete den Mittelpunkt des verbleibenden Lebens und in keinem Lebensbereich (z. B. Arbeit, Familie, Freunde, Freizeitgestaltung) kehrte wieder so etwas wie Normalität ein. Die Autoren stellten fest, dass schwerwiegende neurologische Symptome wie z. B. motorische Einschränkungen, neuropsychologische Defizite, Persönlichkeitsveränderungen oder Fatigue bei vielen Patienten verhinderten, dass krankheitsbedingte Veränderungen in den Bereichen Aktivität und Partizipation durch neue Perspektiven ersetzt werden konnten. Viele Patienten entfremdeten sich aufgrund der emotionalen und sozialen, aber auch der kognitiven und sprachlichen Störungen sowie der Veränderungen in den Bereichen Verhalten und Persönlichkeit von Familie und Freunden. Adelbratt und Strang (2000) beschrieben dieses so, dass Hirntumorpatienten nicht nur wie andere Krebspatienten einen, nämlich den physischen, Tod sterben, sondern häufig bereits vorher als die bekannte Person aufhörten zu existieren, was die Autoren als „sozialen Tod" bezeichnen und welcher einen besonderen Belastungsfaktor für die Angehörigen darstelle. Salander und Kollegen (2000) betonen das hohe Leid, welches die oft abrupte Unterbrechung des gewohnten Lebens und der Verlust des Gefühls der sozialen und gesellschaftlichen Zugehörigkeit bei Patienten, aber auch bei ihren Angehörigen, hervorriefen. Gleichzeitig betonen die Autoren auch, dass trotz der verheerenden Prognose und der genannten Veränderungen bei einem Teil der Patienten die psychosoziale Belastung deutlich niedriger ausfällt, als anhand objektiver Daten zu vermuten wäre.

Auf diesen Umstand, also die erfolgreiche psychosoziale Anpassung der Patienten an die Erkrankung, fokussiert eine zweite qualitative Untersuchung der Arbeitsgruppe (Salander et al. 1996). 19 Patienten mit malignen Hirntumoren und ihre Angehörigen wurden zweimal während des Erkrankungsverlaufs interviewt. Alle eingeschlossenen Probanden waren sich der verheerenden Prognose der Erkrankung voll bewusst; dennoch schaffte es die Mehrzahl – zumindest zeitweise –, psychischen Schutz hiervor und Hoffnung zu entwickeln. Die Autoren identifizierten einige zentrale Strategien, durch welche dieses gelang:

Den *ersten* Bereich stellen die Körperempfindungen der Patienten dar. Gerade im Frühstadium der Erkrankung fühlen viele Patienten sich subjektiv gesund, passen also die eigenen, unmittelbaren Erfahrungen nicht zu den objektiven Informationen über die Erkrankung. Auch der Kontrast zwischen Zeiten mit starker Beeinträchtigung, z. B. Kopfschmerzen vor der neurochirurgischen Operation, und dem Verschwinden der Symptome infolge medizinischer Interventionen, werde häufig herangezogen, um das subjektive Gefühl von Schutz und Hoffnung zu entwickeln. Laut Salander und Kollegen (1996) nehmen diese subjektiven Wahrnehmungen eine zentrale Rolle ein: Sie seien so wirkungsvoll, da sie unmittelbar das eigene Erleben widerspiegelten und nicht rational erarbeitet werden müssten. Die Autoren betonen, dass diese Wahrnehmungen für die Angehörigen nicht zur Verfügung stünden, was einen Grund für deren häufig sogar höhere psychosoziale Belastung darstellen könne: So komme den ernüchternden objektiven Daten und Befunden eine größere Rolle zu.

Die *zweite* Strategie, mit welcher es Patienten gelinge, das Gefühl von Schutz und Hoffnung aufzubauen, stellten hilfreiche Beziehungen dar. Insgesamt komme sozialen Beziehungen eine zentrale Rolle für das Erleben und die

Krankheitsbewältigung zu. Für den Umgang mit der Krankheit seien insbesondere jene Beziehungen von hoher Bedeutung, welche dem Patienten Halt innerhalb der Erkrankung und ihrer Behandlung böten. Das Vertrauen in das medizinische Personal und eine gelungene Kommunikation zwischen Patienten und Behandlern spiele daher eine große Rolle. Hilfreiche Beziehungen könnten aber auch zu einem Mitpatienten, einer ganzen Station oder einer Therapieform bestehen.

Den *dritten* Bereich bilden kognitive Prozesse. Beispielhaft nennen Salander und Kollegen (1996) die Fähigkeit, die Aufmerksamkeit immer wieder von negativen Gedanken und Gefühlen weg auf hilfreiche Gedanken zu lenken. Reframing- und Selektionsprozesse könnten Betroffenen auch helfen, sich weiterhin als Teil der sozialen Gemeinschaft zu fühlen („viele Menschen arbeiten nicht, das ist ganz normal"). Des Weiteren identifizierten Salander und Kollegen (1996) existenzielle Aspekte wie das Finden von Sinn in der Erkrankung oder im Leben als ausgesprochen relevant für den Umgang mit der Erkrankung. Dankbarkeit für das bisherige Leben erleichtere die Aussöhnung mit der Erkrankung. Schließlich erwies sich die Akzeptanz bestehender Einschränkungen als wichtiger Faktor für die psychische Anpassung.

4.4   Psychoonkologische Diagnostik

Psychoonkologische Belastung und Behandlungsbedarf können in allen Krankheitsphasen auftreten und sind unabhängig von objektiven Krankheitscharakteristika. Das bedeutet, dass auch bei Patienten mit gutartigen Tumoren oft erhebliche psychische Belastungen vorliegen. Idealerweise wird daher jeder Patient mit einem intrakraniellen Tumor wiederholt psychoonkologisch gescreent (Deutsche Krebsgesellschaft 2014). Screeninginstrumente sollten ökonomisch sein und eine hohe Sensitivität haben – also jene Patienten, welche eine weiterführende psychoonkologische Diagnostik und Behandlung benötigen, schnell und zuverlässig herausfiltern. Einen Überblick über empfehlenswerte Screeninginstrumente für den deutschsprachigen Raum geben Herschbach und Weis (2010) in einer Broschüre der Deutschen Krebsgesellschaft. Viele dieser Instrumente sind bislang jedoch nicht für den Einsatz an Hirntumorpatienten validiert, sodass ihre Ergebnisse nur eingeschränkt interpretierbar sind. Die wichtigste Ausnahme stellt das Belastungsthermometer (Goebel und Mehdorn 2011; Mehnert et al. 2006) dar. Das Belastungsthermometer erfasst die psychosoziale Belastung (Abschn. 4.2) mithilfe einer 11-stufigen Skala, welche von 0 („gar nicht belastet") bis 10 („extrem belastet) reicht (Abb. 4.1). Hirntumorpatienten, welche einen Wert von 6 oder höher ankreuzen, gelten als potenziell klinisch relevant belastet

und sollten für eine weiterführende psychoonkologische Diagnostik heraus-
gefiltert werden (Goebel und Mehdorn 2011). Belasteten Patienten kann
anschließend die zugehörige Problemliste dargeboten werden: Hier können die
Patienten relevante praktische, soziale, emotionale, existenzielle oder körperliche
Probleme ankreuzen, sodass auf einen Blick ersichtlich ist, ob Unterstützung
durch Arzt, Sozialdienst, Psychoonkologen oder Seelsorger erforderlich ist. Das
Belastungsthermometer inklusive der Problemliste ist frei verfügbar (https://
www.dapo-ev.de/wp-content/uploads/2017/04/pso_broschuere2.pdf). Allerdings
bildet die originale Problemliste die besonderen Belastungsfaktoren für Hirntumorpatienten nur unzureichend ab. Eine Version, die für diese Patientengruppe
gut geeignet ist, da sie für Hirntumorpatienten relevante Probleme erfasst, ist in
der Abb. 4.1 dargestellt (Goebel et al. in press).

Zur Erfassung der Progredienzangst ist der Progredienzangst-Fragebogen
(Herschbach et al. 2005) empfehlenswert. Seine Kurzversion aus 12 Items ist gut
für Screeningzwecke geeignet (Mehnert et al. 2006).

Zwischenfazit

Das Belastungsthermometer ist für Hirntumorpatienten gut validiert. Es
stellt ein zuverlässiges Screeninginstrument dar, mit welchem Patienten, die
unter einer hohen psychosozialen Belastung leiden, schnell und genau identifiziert werden können. Wichtige Probleme und Versorgungsbedarfe belasteter
Patienten werden auf der zugehörigen Problemliste ökonomisch erfasst. ◄

4.5   Psychoonkologische Behandlung

Die Wirksamkeit psychoonkologischer Interventionen ist gut belegt (Faller et al.
2016). Hierbei erwiesen sich sowohl einzel- als auch gruppentherapeutische
Angebote, verhaltenstherapeutische, systemische und tiefenpsychologisch
orientierte Interventionen, Psychoedukation und Entspannungsverfahren als wirksam (Teo et al. 2019). Auch haben sich insgesamt jene Interventionen bewährt,
welche auf die krebsspezifischen Belastungsfaktoren der Betroffenen fokussieren
wie bspw. die Progredienzangst. Die Wirksamkeit ist dabei sowohl für psychosoziale Aspekte belegt – so steigen z. B. Lebensqualität und psychische Gesundheit – als auch für das Fortschreiten der Erkrankung und die Überlebenszeit. Für
Letzteres werden verschiedene Faktoren verantwortlich gemacht, zu welchen u. a.
biologische Stressreaktionen mit Auswirkungen auf das Immunsystem und die
Motivation, an medizinischen Behandlungsmaßnahmen zu partizipieren, zählen.

Anleitung: **Extrem belastet**

ERSTENS: Bitte kreisen Sie die Zahl ein (0-10),
die am besten beschreibt, wie belastet Sie sich in
der letzten Woche einschließlich heute gefühlt haben.

Gar nicht belastet

ZWEITENS: Bitte geben Sie an, ob Sie in einem der nachfolgenden Bereiche in der letzten Woche
einschließlich heute Probleme hatten. Kreuzen Sie für jeden Bereich JA oder NEIN an.

JA	NEIN		JA	NEIN	
		Praktische Probleme			**Neuropsychologische Probleme**
O	O	Versicherung/Finanzen	O	O	Gedächtnis/Aufmerksamkeit
O	O	Beförderung/Auto fahren	O	O	Sprache/Kommunikation
O	O	Arbeit/Schule	O	O	Denken/Planen
O	O	Versorgung von	O	O	Sehen und Wahrnehmung
		Kindern/Angehörigen	O	O	Persönlichkeitsveränderungen
O	O	Freizeitgestaltung			
O	O	Selbstständigkeit im Alltag			**Körperliche Probleme**
			O	O	Erschöpfung/Fatigue
		Soziale/familiäre Probleme	O	O	Schmerzen
O	O	Gefühl der Einsamkeit	O	O	Übelkeit/Verdauung
O	O	Umgang mit Familie/Freunden	O	O	Schlaf
O	O	Belastung/Ängste der	O	O	Äußeres Erscheinungsbild
		Angehörigen	O	O	Angeschwollen/aufgedunsen sein
O	O	Intimität/Sexualität	O	O	Bewegung/Koordination
			O	O	Kribbelgefühle/Taubheit
		Emotionale Probleme	O	O	Lähmung/Schwäche
O	O	Ängste/Sorgen	O	O	Schwindel/Gleichgewicht
O	O	Traurigkeit/Depression	O	O	Schlucken
O	O	Verlust von Antrieb/Interesse	O	O	Essen/Ernährung
O	O	Anspannung/Unruhe	O	O	Epilepsie/Krampfanfälle
O	O	Erschütterung durch die	O	O	Riechen/Schmecken
		Diagnose			
O	O	Stimmungsschwankungen			**Sonstiges**
O	O	Reizbarkeit	O	O	Informiertheit bzgl. der Erkrankung
O	O	Würde/Selbstwert	O	O	Glaube/Spiritualität
O	O	Überforderung/fehlende	O	O	Kommunikation mit medizinischem
		Unterstützung			Personal
O	O	Hoffnungslosigkeit	O	O	weiteres: _______________

Abb. 4.1 Belastungsthermometer und zugehörige Problemliste. Patienten, die im Teil
1 einen Wert von 6 oder höher ankreuzen, sind mit hoher Wahrscheinlichkeit klinisch
relevant belastet und sollten einer weiterführenden psychoonkologischen Diagnostik
zugeführt werden. Belastete Patienten können im Teil 2 die zugehörige Problemliste
bearbeiten, mit deren Hilfe Versorgungsbedarfe schnell und ökonomisch identifiziert
werden können. Die Abbildung zeigt die hirntumor-spezifische Problemliste, welche
typische Probleme der Patienten abbildet (Goebel et al. in press)

Eine wichtige Grundlage für psychoonkologische Interventionen stellt das *Transaktionale Stressmodell* von Lazarus und Folkmann dar (1984). In diesem Modell wird dargestellt, dass objektive Belastungsfaktoren (z. B. die Diagnose eines Hirntumors oder eine bevorstehende Operation) nicht automatisch und unveränderbar zu psychologischen Stressreaktionen führen. Vielmehr hängt die emotionale Reaktion von der *subjektiven Bewertung* der Bedrohlichkeit des Ereignisses sowie der *Einschätzung der eigenen Möglichkeiten zu seiner Bewältigung* ab. Lazarus Modell bietet eine Erklärung dafür, dass objektive Faktoren (wie z. B. die Tumormalignität) das subjektive Befinden der Patienten nicht determinieren. Aus Lazarus Modell folgt auch, dass sich all jene Interventionen günstig auswirken, welche dem Patienten ein Gefühl von Einfluss und Kontrolle geben, also die Einschätzung der eigenen Bewältigungsmöglichkeiten (und damit die Selbstwirksamkeitserwartung (Bandura 1986)) verbessern. In Anbetracht der Tatsache, dass Hirntumorpatienten bezüglich der meisten objektiven Stressoren (z. B. Gelingen der Operation, erneutes Tumorwachstum) über kaum oder sogar gar keine Kontrolle verfügen, kommt innerpsychischen Prozessen also eine herausragende Relevanz für die psychische Anpassung zu. Dieses ist von zentraler Wichtigkeit in der Arbeit mit Hirntumorpatienten: Diese psychischen Aspekte sind, anders als die objektive Situation, potenziell veränderbar. Tatsächlich geht eine höhere Selbstwirksamkeit von Hirntumorpatienten mit einem besseren psychischen Befinden einher (Kohlmann et al. 2020). Auch wenn die Tatsache der Erkrankung und ihrer Folgen nicht beeinflussbar ist, besteht hier also Spielraum für Veränderungen. Oder anders gesagt: Auch wenn die Lebens*quantität* nicht verändert werden kann, gilt dieses nicht für die Lebens*qualität*.

Im Abschn. 4.3 wurden Befunde aus qualitativen Studien dargelegt, welche die oft extremen Belastungen von Hirntumorpatienten auf der einen Seite, aber auch hilfreiche Strategien zur Förderung von psychischem Schutz und Hoffnung auf der anderen Seite verdeutlichten: Trotz der bei vielen Patienten – objektiv – verheerenden Prognose kann die Erkrankung – subjektiv – zumindest zeit- oder teilweise von vielen Patienten erfolgreich bewältigt werden. Aktuelle Befunde quantitativer Studien unterstützen diese Befunde: Diese zeigen, dass bei der Mehrzahl der Hirntumorpatienten trotz der oft verheerenden Prognose und den neuropsychologischen Einschränkungen erfolgreiche Prozesse der Krankheitsverarbeitung („Coping") und posttraumatisches Wachstum auftreten (Arndt et al. under review; Goebel et al. 2018). Diese sind mit besserem psychischen Befinden und einer höheren Lebensqualität assoziiert. Die Erarbeitung hilfreicher Copingstrategien und die Förderung posttraumatischen Wachstums stellen somit wichtige Ansätze in der psychoonkologischen Behandlung dar. Als posttraumatisches Wachstum werden positive psychische Entwicklungen infolge der erfolgreichen Anpassung an gravierende Lebensereignisse bezeichnet (Tedeschi und Calhoun 1995). Viele Hirntumorpatienten beschreiben nach der Diagnosestellung z. B. eine intensivierte Wertschätzung des Lebens oder persönlicher Beziehungen oder ein tieferes Bewusstsein der eigenen Stärken. Förderliche Copingstrategien für Hirntumorpatienten sind z. B. jene, welche mit Optimismus und Vertrauen in die behandelnden Ärzte zusammenhängen, was die Bedeutung der Arzt-Patient-Kommunikation unterstreicht. Auch kognitive Strategien wie die positive Neubewertung, Aufmerksamkeitslenkung oder Selbstberuhigung erwiesen sich als hilfreich: Patienten, welche diese Strategien nutzen, beschreiben weniger Angst, Depressivität und psychosoziale Belastung. Intensives Grübeln (Rumination) und ausgeprägtes Sorgen stellen dagegen wichtige Risikofaktoren für erhöhtes psychisches Leid dar (Goebel et al. 2018). Werden derartige kognitive Prozesse bei Patienten oder ihren Angehörigen identifiziert, können Strategien aus dem Bereich der Metakognitiven Therapie oder achtsamkeitsbasierte Interventionen effektive Hilfe bieten (Alsubaie et al. 2017; Fisher et al. 2019).

Achtsamkeitsbasierte Ansätze sowie Ansätze aus der Akzeptanz- und Commitment-Therapie, kurz „ACT" (Hayes et al. 1999) spielen aufgrund der objektiven Unveränderbarkeit der Diagnose generell eine wichtige Rolle in der Psychoonkologie. Achtsamkeitsübungen helfen dabei, die Aufmerksamkeit nicht wertend auf den gegenwärtigen Moment zu lenken, wodurch Grübeln, Sorgen und überflutenden Emotionen begegnet werden kann. Weiterführende Techniken, welche sich in der Psychoonkologie als hilfreich erwiesen haben, sind z. B. Dankbarkeits-Meditationen oder das Einüben von Selbstmitgefühl. Eine Übersicht über Möglichkeiten, wie achtsamkeitsbasierte Ansätze in der Psychoonkologie helfen können, gibt z. B. Geuenich (2013). In der ACT werden diese Ansätze um die Erarbeitung der eigenen Werte erweitert und der Patient wird darin unterstützt, neben der Akzeptanz des Unveränderlichen auch die aktive Gestaltung des Lebens anhand der eigenen Wertrichtung zu verfolgen, das Leben also als sinn- und wertvoll sich selbst als selbstwirksam zu erleben.

Wichtig sind darüber hinaus auch unterstützende soziale Beziehungen, in welchen Patienten über ihre Belastungen sprechen können. Nehmen Patienten soziale Beziehungen als negativ oder schwierig wahr – z. B. durch Abwertung oder Überfürsorglichkeit -, hören viele Betroffene auf, über die Erkrankung und ihr Befinden zu sprechen, woraus Einsamkeit, Missverständnisse und Unzufriedenheit auf beiden Seiten entstehen können, was zu einem schlechteren psychischen Befinden führt. Positive soziale Unterstützung ist dagegen häufig mit günstigem Kommunikationsverhalten assoziiert, welches sich wiederum günstig auf Lebensqualität und Krankheitsverarbeitung auswirken kann (Goebel et al. 2018; Köhler et al. 2020). Diese Befunde unterstreichen die Bedeutung der Berücksichtigung systemischer bzw. familien- und paartherapeutischer Ansätze (Sherman und Simonton 2016).

Generell spielt die Information der Patienten eine herausragende Rolle in der psychoonkologischen Behandlung: Untersuchungen zeigen übereinstimmend, dass Hirntumorpatienten in allen Stadien der Erkrankung ein hohes unerfülltes Bedürfnis nach Informationen über ihre Erkrankung und deren Behandlung haben (Piil et al. 2018). Die Informationsvermittlung spielt also eine wichtige Rolle in der psychoonkologischen Behandlung – hierbei häufig auch die „Informationshygiene". Patienten sollten über die Erkrankung sowie seriöse Informationsquellen informiert werden, wohingegen andere Quellen („Surfen im Internet") oft wenig hilfreich sind und sowohl den Informationsstand als auch das psychische Befinden verschlechtern können. Generell sollten Informationen in schriftlicher Form gegeben werden, da die Verarbeitung durch die oft extreme emotionale Belastung und neuropsychologische Veränderungen wie Aufmerksamkeits- und Gedächtnisstörungen eingeschränkt sein kann. Empfehlenswert hierzu sind die „Blauen Ratgeber" der Deutschen Krebshilfe. Hier gibt es z. B. Bände zu Hirntumoren, zur Chemotherapie und Bestrahlung, für Angehörige oder zu Sozialleistungen bei Krebs. Diese können kostenlos aus dem Internet heruntergeladen werden oder auch von Behandlern kostenlos angefordert und an Patienten und Angehörige ausgegeben werden (https://www.krebshilfe.de/informieren/ueberkrebs/infothek/infomaterial-kategorie/die-blauen-ratgeber/). Eine wichtige Adresse für Patienten ist auch die Deutsche Hirntumorhilfe e. V. (https://www.hirntumorhilfe.de/). Patienten und Angehörige finden hier ausführliche Informationen über die Erkrankung und ihre Behandlung, können über aktuelle Entwicklungen durch die kostenlose Zeitschrift „brainstorm" informiert werden und Hirntumor-Informationstage besuchen. Auch gibt es das Angebot der telefonischen Beratung, Online-Sprechstunden, ein Verzeichnis von Selbsthilfegruppen und ein moderiertes Forum.

In Übereinstimmung mit dem oft schlechten Informationsstand der Patienten gibt es immer wieder Patienten, die selbst in späteren Krankheitsstadien noch nicht ausreichend über die Diagnose und Behandlungsoptionen informiert sind – dies ist oft dann besonders tragisch, wenn die Diagnose einer gutartigen Hirntumorerkrankung als bösartig verarbeitet wurde, der Patient also objektiv als geheilt gilt, aber in dem Bewusstsein lebt, er werde an der Krankheit sterben. Auch andersherum kann das Fehlen des Wissens über eine vielleicht schlechte Prognose verhindern, dass Patienten, gerade solange kognitive und sprachliche Fähigkeiten vielleicht noch ausreichend sind, Zeit genug dafür haben ihre Angelegenheiten zu regeln, Abschied zu nehmen und die Erkrankung psychisch zu bewältigen. Für den Behandler folgt daraus, dass das subjektive Krankheitskonzept des Patienten unbedingt bekannt sein sollte. Zur Erklärung der Diskrepanz zwischen objektiven Faktoren und subjektivem Befinden wird häufig Leventhals Selbst-Regulations-Modell von Krankheit, das ***Common-sense Model of Self-regulation of Health and Illness,*** (Leventhal et al. 1980) herangezogen: Körperempfindungen, Persönlichkeitseigenschaften, kognitive Prozesse wie die Informationsverarbeitung, Wissen- und Vorerfahrungen führen zur Ausbildung eines subjektiven Krankheitskonzepts („illness representation"). Dieses subjektive Krankheitskonzept ist für das Erleben des Patienten entscheidend, kann von den objektiven Befunden und damit dem Krankheitskonzept der Behandler aber stark abweichen. Gehen Patient und Behandler von unterschiedlichen Krankheitskonzepten aus, kann die psychoonkologische Behandlung kaum gelingen. Dementsprechend ist empirisch gut belegt, dass die Berücksichtigung des subjektiven Krankheitsmodells von hoher Relevanz ist (Salander et al. 1996).

Information der Patienten spielt auch im Sinne der Psychoedukation eine wichtige Rolle in der Psychoonkologischen Behandlung: Viele, bis zur Krebsdiagnose oft vollkommen psychisch und physisch gesunde, Menschen befinden sich infolge der Diagnose erstmals in einer Situation, in welcher die Zukunft als unsicher und erschüttert erlebt wird und ein so starker – und oft plötzlicher – Kontrollverlust erlebt wird. Infolge der Hirntumordiagnose mit Angst und psychischer Belastung zu reagieren, ist daher vollkommen nachvollziehbar und normal – und kein Anzeichen für eine psychische Störung oder „Verrückt-Werden". Die Psychoedukation darüber, dass dieses Erleben eine gesunde, nachvollziehbare und normale Reaktion auf ein extremes Ereignis darstellt, bewirkt bei vielen Patienten bereits eine deutliche psychische Entlastung. Die Normalisierung und Validierung des Erlebens der Patienten stellen also zentrale Strategien im Umgang mit dem Patienten dar.

Zwischenfazit

Angst, Unsicherheit, Niedergeschlagenheit, Sorgen und psychische Belastung infolge einer Hirntumordiagnose stellen aus psychologischer Sicht vollkommen normale und nachvollziehbare Reaktionen auf ein extremes Ereignis dar. Die Normalisierung dieser Reaktionen und die Information über Unterstützungsmöglichkeiten spielen eine wichtige Rolle in der psychoonkologischen Behandlung. ◄

In der psychoonkologischen Praxis haben sich auch einige standardisierte oder halb-standardisierte Behandlungsansätze bewährt. Ihr Vorteil ist, dass sie manual-basiert durchgeführt werden können und oft bzgl. ihrer Wirksamkeit und Akzeptanz gut erprobt sind. Einige dieser Ansätze werden im Folgenden vorgestellt:

Angenendt und Kollegen (2011) stellen ein verhaltenstherapeutisches Programm aus acht Einheiten vor, in welchen der Schwerpunkt auf der psychoedukativen Vermittlung von Grundlagen psychischer Stabilität von Krebspatienten liegt. So gibt es z. B. Sitzungen zur Reduktion von Stress und Anspannung, zum Umgang mit schwierigen Gefühlen, zur Wahrnehmung von Bedürfnissen und Aktivierung von Ressourcen oder zur Förderung sozialer Beziehungen. Alle Sitzungen sind vollständig strukturiert, bieten eine Vielzahl praktischer Handlungsempfehlungen und sind mit vollständigen Materialien und Kopiervorlagen versehen; dabei müssen nicht alle Sitzungen für alle Patienten durchgeführt werden.

Die Arbeitsgruppe um Professor Herschbach aus München entwickelte ein konfrontationsbasiertes Konzept mit Fokus auf der Progredienzangst für die Einzel- und Gruppentherapie (Rudolph et al. 2018). Analog zum üblichen Vorgehen bei verhaltenstherapeutischen Angstbehandlungen lernen Patienten hier, sich ihren Ängsten zu stellen und Vermeidungsverhalten (z. B. von Arztbesuchen) abzubauen. Durch Konfrontationstechniken (z. B. „Zu-Ende-Denken“) sinkt das Angstniveau ab und der Patient gewinnt Selbstwirksamkeit und Kontrolle über Gedanken, Gefühle und Verhalten. Zwei der sechs Sitzungen sind dem Aufbau von Ressourcen und Bewältigungsstrategien gewidmet, mit deren Hilfe Patienten in die Lage versetzt werden sollen, ihr Leben wieder aktiv an wichtigen Bedürfnissen und Wünschen auszurichten. Die Intervention ist ausgesprochen und langfristig effektiv zur Reduktion von Progredienzangst.

Eine neuere Intervention ist das Programm „Managing Cancer and Living Meaningfully (CALM)“. Es richtet sich an Patienten in fortgeschrittenen Krankheitsstadien und stellt ein sinnbasiertes Programm dar, welches aus 3–8 Einzelsitzungen besteht und von der Arbeitsgruppe um Prof. Mehnert (Leipzig) sowie Prof. Härter (Hamburg) für den deutschen Sprachraum übertragen und modifiziert wurde. Wichtige Inhalte stellen die Förderung der Krankheitsverarbeitung und die Bewältigung von Ängsten dar. Weitere Schwerpunkte bestehen in der Verbesserung der Kommunikation mit dem Behandlungsteam und den Angehörigen sowie dem Umgang mit Tod und Sterben. Auch sollen Patienten sich im Treffen medizinischer Entscheidungen bestärkt fühlen. Erste Untersuchungen bescheinigten dem Programm eine hohe Akzeptanz und gute Wirksamkeit (Scheffold et al. 2017). Generell stellen sinnbasierte Interventionen, welche sich existenziellen und oft auch spirituellen Themen widmen, gerade bei Patienten in fortgeschrittenen Krankheitsstadien ausgesprochen wirksame Ansätze dar (Sherman und Simonton 2016).

Zwischenfazit

Es existiert eine Vielzahl effektiver psychoonkologischer Gesprächstechniken, Methoden und Interventionen. Grundsätzlich haben sich Ansätze aus allen Therapierichtungen als wirksam erwiesen. Psychoonkologische Interventionen, welche die krebsspezifischen Aspekte der Belastung (z. B. die Progredienzangst oder Krankheitsverarbeitung) berücksichtigen, sind dabei besonders empfehlenswert. ◄

Psychotherapie 5

5.1   Relevanz komorbider psychischer Störungen

In bisherigen Kapiteln des Buches wurde dargelegt, dass viele Patienten mit einem Hirntumor unter neuropsychologischen Veränderungen und einer erhöhten psychosozialen Belastung leiden. Die psychosoziale Belastung wird in der Psychoonkologie als normale Reaktion auf ein extremes Lebensereignis verstanden, die jedoch so starke Ausmaße annehmen kann, dass psychoonkologische Unterstützung angeboten werden sollte.

Neben diesen normalen psychischen Reaktionen und Anpassungsprozessen gibt es jedoch auch Hirntumorpatienten, welche infolge der Diagnose eine komorbide psychische Störung entwickeln. Psychische Störungen gehen mit erheblichem Leiden und Beeinträchtigungen in wichtigen Lebensbereichen einher. Sie können die Krankheitsbewältigung beeinträchtigen, die Akzeptanz der medizinischen Therapie herabsetzen, zu verlängerten Kranken- und Hospitalisierungszeiten führen, die Lebensqualität bedeutsam vermindern und das Risiko für einen Suizid erhöhen (Prieto et al. 2002; Yousaf et al. 2005). Ihre Diagnostik und Therapie ist jedoch nicht nur deshalb von hoher klinischer Relevanz: Die Überlebenszeit von Patienten mit psychischen Störungen ist deutlich verkürzt. Dieser Zusammenhang ist insbesondere für komorbide Depressionen gut belegt: Depressivität stellt einen signifikanten und unabhängigen Prädiktor für das Überleben der Patienten dar. Mainio und Kollegen zeigten diesen Zusammenhang besonders deutlich bei Patienten mit niedrigmalignen Tumoren: Die Überlebenszeit lag für depressive Patienten bei etwa 3–6 Jahren, bei Patienten ohne Depression dagegen bei etwa 10–12 Jahren (Mainio et al. 2006). Im Rahmen des „Glioma Outcome Projects" wurden Überlebensraten von depressiven Patienten mit malignem Gliom von durchschnittlich 34 Wochen beobachtet – im Vergleich

© Springer Fachmedien Wiesbaden GmbH, ein Teil von Springer Nature 2020
S. Goebel, *Patienten mit intrakraniellen Tumoren*, essentials,
https://doi.org/10.1007/978-3-658-31762-1_5

zu nicht-depressiven Patienten mit mittleren Überlebensraten von 41 Wochen (Litofsky et al. 2004). Und Bunevicius und Kollegen bestätigten diese Befunde 2017 an 152 Patienten mit der Diagnose eines intrakraniellen bösartigen Glioms oder eines gutartigen Meningeoms, deren Überleben 5 Jahre lang verfolgt wurde – allerdings galt dieser prädiktive Wert der Depressivität hier nur für jene Patienten, welche an einem Meningeom erkrankt waren.

5.2 Diagnostik komorbider psychischer Störungen

In der klinischen Routinediagnostik sollte also unbedingt und wiederholt ein Screening auf das Vorliegen komorbider psychischer Störungen erfolgen. Das wiederholte Screening ist dabei relevant, da komorbide psychische Störungen zu ganz unterschiedlichen Zeitpunkten im Erkrankungsverlauf auftreten können (Rooney et al. 2011). Screeninginstrumente, welche für den Einsatz an Hirntumorpatienten hierfür empfohlen werden können (Goebel et al. under review; Rooney et al. 2011), sind die Hospital Anxiety and Depression Scale (Herrmann-Lingen et al. 2010) und der frei verfügbare Patient Health Questionnaire–9 (PHQ-9) (Löwe et al. 2002). Patienten, die in diesen Screeningverfahren auffällige Werte zeigen, sollten einer differenzierten Diagnostik zugeführt werden, wobei der Goldstand zur Diagnostik komorbider psychischer Störungen die Durchführung (halb-)strukturierter klinischer Interviews beinhaltet (Beesdo-Baum et al. 2019). Für die Diagnostik und Therapie komorbider psychischer Störungen sind immer fundierte psychotherapeutische oder psychiatrische Erkenntnisse erforderlich.

5.3 Prävalenz komorbider psychischer Störungen

Die häufigsten komorbiden psychischen Störungen entsprechend psychiatrischer Klassifikationssysteme (Dilling et al. 2016; Falkai et al. 2018) im Rahmen von Krebserkrankungen sind Anpassungsstörungen, Angststörungen, depressive und somatoforme Störungen sowie akute und posttraumatische Stressreaktionen (Grassi et al. 2004; Holland 2010; Kangas et al. 2002; Massie 2004). Werden strenge diagnostische Kriterien angelegt, besteht vermutlich bei etwa einem Viertel aller Krebspatienten eine komorbide psychische Störung (Hartung et al. 2017; Jacobi et al. 2014; Mehnert et al. 2013; Vehling et al. 2012). Ursachen psychischer Störungen bei Krebspatienten sind multifaktoriell. Einflussfaktoren schließen u. a. Prognose und Schweregrad der Erkrankung und Behandlung, ein

Mangel an individuellen und sozialen Ressourcen, insbesondere der sozialen Unterstützung, eine maladaptive Krankheitsverarbeitung, Schmerzen, eine hohe körperliche Symptombelastung, Fatigue sowie Autonomie- und Kontrollverlust ein. Junge Patienten, Frauen und Patienten mit psychischen Störungen in der Vorgeschichte haben ein höheres Risiko, eine komorbide psychische Störung zu entwickeln (Aschenbrenner et al. 2003; Cohen 2014; Faller et al. 2016).

Bei Hirntumorpatienten ist die Prävalenz psychischer Störungen mindestens so hoch wie bei anderen Krebserkrankungen, vermutlich sogar höher. So ist etwa jeder dritte bis jeder fünfte Hirntumorpatient von einer komorbiden *Depression* betroffen – bei anderen Krebserkrankungen betrifft dies etwa jeden zehnten (Mehnert et al. 2013; Rooney et al. 2011; Vehling et al. 2012). Depressionen gehen mit Niedergeschlagenheit, sozialem Rückzug, Hoffnungslosigkeit, Antriebsminderung und oft auch körperlichen Symptomen wie Schlafstörungen oder Appetitverlust einher. Betroffene fühlen sich oft als Belastung für ihre Familien und sind kraft- und energielos. Suizidgedanken (z. B. „Es wäre für alle besser, wenn ich tot wäre"), innere Leere und Lebensüberdruss sind häufig. Dass viele Patienten mit dieser Symptomatik keinen Sinn darin sehen und keine Kraft dafür aufbringen können, ihre Medikamente einzunehmen, sich über die Erkrankung zu informieren, zu Kontrolluntersuchungen zu erscheinen oder sich aktiv an die veränderte Situation anzupassen, trägt sicherlich zu der verringerten Lebenserwartung bei.

Auch wenn das Vorkommen depressiver Störungen bislang am besten erforscht ist, sind *Traumafolgestörungen* infolge der Diagnose – also Akute oder Posttraumatische Belastungsstörungen – vermutlich mindestens ebenso häufig, vielleicht sogar noch häufiger (Goebel et al. 2011; Goebel et al. 2012). Psychologische Traumata sind dadurch gekennzeichnet, dass der Betroffene mit einer tödlichen Bedrohung oder schweren Verletzung konfrontiert wird (Falkai et al. 2018). Auch, wenn dies eine nahestehende Person betrifft, kann das traumatisierend wirken, sodass auch Angehörige unter Traumafolgestörungen leiden können. Bei der überwältigenden Mehrzahl der Hirntumorpatienten mit einer Traumafolgestörung ist der Erhalt der Diagnose auslösend. Das traumatische Ereignis wird als Schock erlebt und Betroffene beschreiben häufig das Gefühl, keinen Boden mehr unter den Füßen zu haben und neben sich zu stehen. Eine Traumatisierung geht mit einer so starken biologischen Stressreaktion im Gehirn einher, dass das Ereignis nicht wie üblich verarbeitet wird – also in Sprache gefasst, eingeordnet und ins autobiografische Gedächtnis abgelegt werden kann. Patienten haben daher keinen Zugriff auf ihre eigentlich vorhandenen Ressourcen und Bewältigungsmöglichkeiten und leben in einem Zustand ständiger Anspannung, Angst und Bedrohung. Reize, die mit dem Trauma assoziiert sind, können zum Auslöser für das Wiedererleben des Traumas werden, so werden Betroffene z. B. von eindringlichen und extrem belastenden Erinnerungen und Bildern überflutet. Traumatisierte Menschen versuchen daher, diese Auslöser („Trigger") zu vermeiden. Da es sich hierbei um alles handeln kann, was mit der Erkrankung zu tun hat, ist dieses oft gar nicht möglich (z. B. bei bestehenden Einschränkungen) oder kann dies die Compliance für die Behandlung torpedieren (z. B. Vermeiden von Operationen, Arztbesuchen, Medikamenteneinnahme etc.). Bei Patienten, die als besonders „schwierig" auffallen – also z. B. reizbar und angespannt sind oder nicht zuverlässig zu Terminen erscheinen –, sollte an das Vorliegen einer möglichen Traumafolgestörung gedacht werden. Auch diese lassen sich beim psychoonkologischen Screening durch das Belastungsthermometer und die HADS relativ zuverlässig identifizieren (Goebel et al. 2011) und auf diese sollte bei der nachfolgenden differenzierten psychotherapeutischen bzw. psychiatrischen Diagnostik besonders geachtet werden.

Somatoforme Störungen beschreiben das Vorhandensein körperlicher Symptome und Beschwerden, welche nicht oder nicht vollständig durch organische Erkrankungen erklärbar sind. Auslöser ist oft eine tief greifende Verunsicherung bzgl. der eigenen körperlichen Gesundheit infolge der Krebsdiagnose. Da viele Patienten sich bis zu der Entdeckung des Hirntumors gesund fühlen, geht das Vertrauen in die eigenen Empfindungen verloren. Alltägliche Empfindungen, z. B. gelegentliche Kopfschmerzen, Schwindel beim Aufstehen, das Vergessen eines Namens oder Wortfindungsstörungen, werden besonders stark wahrgenommen, lösen große Ängste aus und werden einer gefährlichen Ursache (z. B. einem Tumorrezidiv) zugeschrieben. Es entsteht ein Teufelskreis: Aufmerksamkeit und Wahrnehmung werden immer stärker auf diese Symptome gelenkt, diese werden intensiver wahrgenommen werden. Infolgedessen steigen Angst, Sorgen und Anspannung, was die Symptome weiter verstärken kann. Patienten lassen diese Symptome häufig ärztlich abklären, sind durch die Versicherung ihrer Ungefährlichkeit aber nur für kurze Zeit zu beruhigen. Fallen Patienten also dadurch auf, dass ein hohes Anspannungsniveau besteht und die Aufmerksamkeit stark auf körperliche Wahrnehmungen gerichtet ist, oder suchen diese wiederholt fachlichen Rat bzgl. eigentlich ungefährlicher Symptome, sollte an das Vorliegen einer somatoformen Störung gedacht werden.

Zwischenfazit

Komorbide psychische Störungen bei Krebserkrankung sind häufig und Hirntumorpatienten sind sogar besonders oft betroffen. Für die Diagnostik und Therapie komorbider psychischer Störungen sind fundierte psychotherapeutische oder psychiatrische Erkenntnisse erforderlich. Patienten, die beim psychoonkologischen Screening – z. B. mittels des Belastungsthermometers oder der HADS – auffällige Werte erreichen, sollten also einer differenzierten Diagnostik und ggf. Behandlung zugeführt werden. Patienten können auch im ambulanten Setting gleichzeitig neuropsychologische und psychotherapeutische Behandlungen in Anspruch nehmen. ◄

Exkurs: Die Angehörigen von Hirntumorpatienten 6

In den bisherigen Kapiteln wurden die vielfältigen Herausforderungen und oft extremen Belastungen für Hirntumorpatienten skizziert. Natürlich betreffen aber die Diagnose und Behandlung dieser Erkrankung nie nur den Patienten selbst, sondern immer auch sein soziales Umfeld: Angehörige sind als erstes, am stärksten und am längsten mit den Folgen der Erkrankung des Patienten konfrontiert. Ernst und Brähler (2011) betonen die Mehrfachbelastung, welche insbesondere Partner von Patienten mit einer Krebserkrankung ausgesetzt sind: Nicht nur sind eigene Ängste, Belastungen oder Veränderungen in Zukunftsperspektiven und sozialen wie beruflichen Rollen zu verarbeiten, sondern ist auch der Patient (emotional, informativ, instrumentell) zu unterstützen und ist der Erwartungsdruck des sozialen und medizinischen Umfelds zur Erfüllung dieser Aufgabe hoch – bei gleichzeitig gering ausgeprägter eigener erhaltener Unterstützung und teilweise erheblicher wahrgenommener Stigmatisierung im beruflichen und privaten Umfeld. Im Rahmen einer qualitativen Interviewstudie berichteten bspw. Janda und Kollegen (2006), dass soziale Isolation und krankheitsbedingte Stigmatisierung für viele Angehörige einen zentralen Belastungsfaktor darstellen: Diese erleben sich häufig als isoliert und unverstanden, teilweise als vernachlässigt, zurückgewiesen und/oder stigmatisiert von ihrem sozialen Umfeld – häufig übrigens auch von dem professionellen Hilfesystem. Angehörige müssen, häufig dauerhaft, eigene Interessen, Probleme und Bedürfnisse zurückstellen und zusätzlich zu ihren eigenen und den durch die erforderliche Pflege und Betreuung neu hinzukommenden Verantwortlichkeiten auch Aufgaben und Verantwortungen übernehmen, welche bislang vom Patienten übernommen wurden. Häufiger als bei anderen Erkrankungen erfordert Krebs von dem Betreuenden einen hohen Zeitaufwand für die Pflege und Betreuung des Patienten; im Durchschnitt fallen hierfür 32 h in der Woche an – also fast

© Springer Fachmedien Wiesbaden GmbH, ein Teil von Springer Nature 2020   35
S. Goebel, *Patienten mit intrakraniellen Tumoren,* essentials,
https://doi.org/10.1007/978-3-658-31762-1_6

der Umfang einer Vollzeitstelle (Kim und Schulz 2008). Betrachtet man die Prävalenzraten von psychosozialer Belastung und psychischen Störungen von Angehörigen vor diesem Hintergrund, liegen diese vielleicht nicht überraschend häufig sogar höher als bei den Patienten selbst und betreffen etwa 20–30 % der Angehörigen (Hagedoorn et al. 2008; Pitceathly und Maguire 2003) – ein Umstand, der zu dem Vorschlag geführt hat, Krebs als „Wir-Erkrankung" (engl. „We-disease") (Kayser et al. 2007) bzw. Angehörige als „Patienten zweiter Ordnung" (Rait et al. 1992) zu betrachten. Es mag wenig überraschend sein, dass Angehörige von Hirntumorpatienten besonders belastet sind (Applebaum et al. 2016; Goebel et al. 2011). Dieses ist zumindest teilweise darauf zurückzuführen, dass neben den onkologischen Belastungsfaktoren auch neuropsychologische Einschränkungen bestehen, also z. B. Persönlichkeitsveränderungen, Sprach-, Orientierungs- und Gedächtnisstörungen. Ähnlich wie bei Demenzerkrankungen haben Angehörige also häufig bereits vor dem physischen Tod den „Verlust des Menschen, den man gekannt hat", zu verarbeiten.

Die Leitlinie zur psychoonkologischen Versorgung (Deutsche Krebsgesellschaft 2014) betont aufgrund der vielfältigen Belastungsfaktoren für Angehörige, dass auch diese routinemäßig psychoonkologisch gescreent werden und ggf. ein Behandlungsangebot erhalten sollten. Es gibt auch Paare, welche nach einer Hirntumordiagnose näher zueinander finden und sich gegenseitig Halt und Unterstützung geben können, was eine wichtige Ressource bzgl. der Krankheitsverarbeitung und emotionalen Anpassung darstellt (Hricik et al. 2011; Schmer et al. 2008). Der Einbezug wichtiger Bezugspersonen in der psychoonkologischen Behandlung kann auch unter diesem Gesichtspunkt ratsam sein – gerade auch vor dem Hintergrund, dass viele Familien insgesamt gute Anpassungsleistungen zeigen, insbesondere dann, wenn sie durch psychoonkologische Interventionen unterstützt werden (Kuijer et al. 2004).

Zusammenfassung und Integration 7

Durch die Lokalisation der Tumorerkrankung sind Patienten mit einem Hirntumor einer spezifischen und extremen Kombination von Belastungsfaktoren ausgesetzt: Neben neuropsychologischen Veränderungen der Persönlichkeit, Sprache und Kognition besteht bei vielen Patienten auch eine verringerte Lebenserwartung und sind zehrende und langwierige medizinische Behandlungen erforderlich. Vermutlich aufgrund dieser doppelten Bedrohung gibt es kaum eine Patientengruppe, in welcher psychosoziale Belastungen und komorbide psychische Störungen so häufig sind wie bei Hirntumorpatienten. Hierbei ist es nicht möglich, aus objektiven Befunden auf das subjektive Befinden zu schließen: Dieses wird stärker durch psychische Faktoren, z. B. die Wahrnehmung der eigenen Bewältigungsmöglichkeiten oder das subjektive Krankheitskonzept, bestimmt. Dementsprechend unterscheidet sich die psychische Belastung kaum zwischen Patienten mit gut- und bösartigen Tumoren.

Hieraus folgt, dass die Patienten routinemäßig und zu unterschiedlichen Zeitpunkten im Krankheitsverlauf mit psychologischen Screeninginstrumenten untersucht werden sollten. Patienten mit auffälligen Werten sollten dann einer differenzierten Diagnostik und ggf. Behandlung zugeführt werden. Wichtig ist dabei, die Angehörigen nicht zu vergessen: Diese können zum einen wichtige Unterstützung für den Patienten geben, benötigen zum anderen jedoch häufig auch selbst Unterstützung.

Trotz der vielfältigen Herausforderungen im Rahmen von Hirntumorerkrankungen gibt es keinen Anlass zum „therapeutischen Pessimismus": Viele Patienten sind in der Lage, sich an die herausfordernde Situation anzupassen, konstruktiv an der Behandlung zu partizipieren und profitieren gut von neuropsychologischen und psychologischen Unterstützungsangeboten. Gerade bei Patienten mit bösartigen Tumoren sollten diese, aufgrund des häufig rasant fortschreitenden Krankheitsverlaufs, zügig initiiert werden.

© Springer Fachmedien Wiesbaden GmbH, ein Teil von Springer Nature 2020   37
S. Goebel, *Patienten mit intrakraniellen Tumoren*, essentials,
https://doi.org/10.1007/978-3-658-31762-1_7

Was Sie aus diesem *essential* mitnehmen können

- Hirntumore stellen eine sehr heterogene Gruppe von Erkrankungen dar: Wachstumseigenschaften, Prognose, neurologische und neuropsychologische Veränderungen können sich stark unterscheiden.
- Bei fast allen Patienten bestehen Veränderungen in kognitiven und/oder sprachlichen Funktionen, die eine hohe Relevanz für Lebensqualität und Funktionsfähigkeit haben. Die routinemäßige Diagnostik und ggf. Behandlung sind daher von hoher klinischer Relevanz.
- Für das emotionale Befinden sind neben den objektiven Faktoren (z. B. Prognose) vor allem auch psychologische und soziale Faktoren entscheidend. Eine ganzheitliche Diagnostik und Behandlung vor dem Hintergrund des bio-psycho-sozialen Modells ist daher erforderlich.
- Patienten und ihre Angehörigen zählen zu den psychisch am stärksten belasteten Patientengruppen. Neben der Belastung durch neuropsychologische Veränderungen spielen auch psychoonkologische Aspekte (z. B. Progredienzangst) eine wichtige Rolle und es können auch komorbide psychische Störungen (z. B. Depression, PTBS) auftreten.
- Neuropsychologische und psychoonkologische Interventionen können bei Patienten und Angehörigen Funktionsfähigkeit, Stimmung und Lebensqualität verbessern.

© Springer Fachmedien Wiesbaden GmbH, ein Teil von Springer Nature 2020

S. Goebel, *Patienten mit intrakraniellen Tumoren*, essentials,

https://doi.org/10.1007/978-3-658-31762-1

Literatur

Adelbratt S, Strang P (2000) Death anxiety in brain tumour patients and their spouses. Palliat Med 14(6):499–507

Alsubaie M, Abbott R, Dunn B, Dickens C, Keil TF, Henley W, Kuyken W (2017) Mechanisms of action in mindfulness-based cognitive therapy (MBCT) and mindfulness-based stress reduction (MBSR) in people with physical and/or psychological conditions: A systematic review. Clin Psychol Rev 55:74–91

Angenendt G, Schütze-Kreilkamp U, Tschuschke V (2011) Praxis Psychoonkologie: Psychoedukation, Beratung und Therapie, 2 unveränd. Haug, Stuttgart

Applebaum AJ, Kryza-Lacombe M, Buthorn J, DeRosa A, Corner G, Diamond EL (2016) Existential distress among caregivers of patients with brain tumors: a review of the literature. Neuro-Oncol Pract 3(4):232–244

Armstrong CL, Goldstein B, Shera D, Ledakis GE, Tallent EM (2003) The predictive value of longitudinal neuropsychologic assessment in the early detection of brain tumor recurrence. Cancer 97(3):649–656

Arndt V, Pedersen A, Ahmeti H, Goebel S (under review) Posttraumatic growth in patients with intracranial tumours and its associations with psychosocial well-being.

Aschenbrenner A, Härter M, Reuter K, Bengel J (2003) Prädiktoren für psychische Beeinträchtigungen und Störungen bei Patienten mit Tumorerkrankungen. Zeitschrift für Medizinische Psychologie 12(1):15–28

Bandura A (1986) Social foundations of thought and action: a social cognitive theory. Prentice-Hall, Englewood Cliffs

Becker J, Steinmann E, Könemann M, Gabske S, Mehdorn HM, Synowitz M, Goebel S (2016) Cognitive screening in patients with intracranial tumors: validation of the BCSE. J Neurooncol 127(3):559–567

Beesdo-Baum K, Zaudig M, Wittchen HU (Hrsg) (2019) Strukturiertes Klinisches Interview für DSM-5-Störungen – Klinische Version, 1. Aufl. Hogrefe, Stuttgart

Bunevicius A, Deltuva VP, Tamasauskas A (2017) Association of pre-operative depressive and anxiety symptoms with five-year survival of glioma and meningioma patients: a prospective cohort study. Oncotarget 8(34):57543–57551

Calvio L, Feuerstein M, Hansen J, Luff GM (2009) Cognitive limitations in occupationally active malignant brain tumour survivors. Occup Med 59(6):406–412

© Springer Fachmedien Wiesbaden GmbH, ein Teil von Springer Nature 2020   41
S. Goebel, *Patienten mit intrakraniellen Tumoren,* essentials,
https://doi.org/10.1007/978-3-658-31762-1

Catt S, Chalmers A, Fallowfield L (2008) Psychosocial and supportive-care needs in high-grade glioma. Lancet Oncol 9(9):884–891

Cohen M (2014) Depression, anxiety, and somatic symptoms in older cancer patients: a comparison across age groups. Psycho-Oncol 23(2):151–157

Darlix A, Zouaoui S, Rigau V, Bessaoud F, Figarella-Branger D, Mathieu-Daudé H, Bauchet L (2017) Epidemiology for primary brain tumors: a nationwide population-based study. J Neurooncol 131(3):525–546

Day J, Gillespie DC, Rooney AG, Bulbeck HJ, Zienius K, Boele F, Grant R (2016) Neurocognitive deficits and neurocognitive rehabilitation in adult brain tumors. Curr Treat Options Neurol 18(5):22–29

Deutsche Krebsgesellschaft (2014) Leitlinienprogramm Onkologie. Psychoonkologische Diagnostik, Beratung und Behandlung von erwachsenen Krebspatienten. https://www. leitlinienprogramm-onkologie.de/home/

Dilling H, Mombour W, Schmidt MH, Schulte-Markwort E (Hrsg) (2016) Internationale Klassifikationen psychischer Störungen: ICD–10 Kapitel V (F): diagnostische Kriterien für Forschung und Praxis , 6., überarbeitete Auflage unter Berücksichtigung der Änderungen gemäß ICD-10-GM (German Modification) 2016. Hogrefe, Bern

Ernst J, Götze H, Brähler E (2011) Angehörige von Krebspatienten Psychische Belastungen und Bedeutung bei medizinischen Entscheidungsprozessen. Psycho-analytische Familientherapie 12+13(1):149–167

Falkai P, Wittchen H-U, Döpfner M, Gaebel W, Maier W, Rief W, Zaudig M (Hrsg) (2018) Diagnostisches und statistisches Manual psychischer Störungen DSM-5® , 2. korrigierte Auflage, deutsche Ausgabe. Hogrefe, Göttingen

Faller H, Koch U, Brähler E, Härter M, Keller M, Schulz H, Mehnert A (2016) Satisfaction with information and unmet information needs in men and women with cancer. J Cancer Surviv 10(1):62–70

Fisher PL, Byrne A, Fairburn L, Ullmer H, Abbey G, Salmon P (2019) Brief metacognitive therapy for emotional distress in adult cancer survivors. Frontiers Psychol 10:162

Geuenich K (2013) Achtsamkeit und Krebs: Hilfen zur emotionalen und mentalen Bewältigung von Krebs, 1. Aufl. Schattauer, Stuttgart

Giovagnoli AR (2005) Facets and determinants of quality of life in patients with recurrent high grade glioma. J Neurol Neurosurg Psychiatry 76(4):562–568

Goebel S, Knuth C, Damm M, Linden D, Coburger J, Ringel F, Renovanz M (in press) Towards the targeted assessment of relevant problems: optimization of the distress thermometer for neuro-oncological patients

Goebel S, Pedersen A, Paul Y, Mehdorn M (under review) Validity of the hospital anxiety and depression scale (HADS) for patients with intracranial tumors.

Goebel S, von Harscher M, Mehdorn HM (2011) Comorbid mental disorders and psychosocial distress in patients with brain tumours and their spouses in the early treatment phase. Support Care Cancer 19(11):1797–1805

Goebel S, Mederer D, Mehdorn HM (2018) Surgery-Related coping in surgery patients with intracranial zumors. World Neurosurgery 116:e775–e782

Goebel S, Mehdorn HM (2011) Measurement of psychological distress in patients with intracranial tumours: the NCCN distress thermometer. J Neurooncol 104(1):357–364

Goebel S, Mehdorn HM (2018) Breaking bad news to patients with intracranial tumors: the patients' perspective. World Neurosurgery 118:e254–e262

Goebel S, Mehdorn HM (2019) Fear of disease progression in adult ambulatory patients with brain cancer: prevalence and clinical correlates. Support Care Cancer 27(9):3521–3529

Goebel S, Strenge H, Mehdorn HM (2012) Acute stress in patients with brain cancer during primary care. Support Care Cancer 20(7):1425–1434

Grassi L, Travado L, Moncayo FLG, Sabato S, Rossi E (2004) Psychosocial morbidity and its correlates in cancer patients of the Mediterranean area: findings from the Southern European Psycho-Oncology Study. J Affect Disord 83(2–3):243–248

Hacke W (2016) *Neurologie* , 14 überarbeitete. Springer, Berlin

Hagedoorn M, Sanderman R, Bolks HN, Tuinstra J, Coyne JC (2008) Distress in couples coping with cancer: a meta-analysis and critical review of role and gender effects. Psychol Bull 134(1):1–30

Harrison JD, Young JM, Price MA, Butow PN, Solomon MJ (2009) What are the unmet supportive care needs of people with cancer? A systematic review. Support Care Cancer 17(8):1117–1128

Hartung TJ, Brähler E, Faller H, Härter M, Hinz A, Johansen C, Mehnert A (2017) The risk of being depressed is significantly higher in cancer patients than in the general population: prevalence and severity of depressive symptoms across major cancer types. Eur J Cancer 72:46–53

Hayes SC, Strosahl KD, Wilson KG (1999) Acceptance and Commitment Therapy: an experiential approach to behavior change. Guilford Press, New York

Hendrix P, Hans E, Griessenauer CJ, Simgen A, Oertel J, Karbach J (2017) Neurocognitive status in patients with newly-diagnosed brain tumors in good neurological condition: the impact of tumor type, volume, and location. Clin Neurol Neurosurg 156:55–62

Herrmann-Lingen C, Buss U, Snaith RP (2010) HADS-D: hospital anxiety and depression scale – deutsche Version, 3. Aufl. Hogrefe, Göttingen

Herschbach P, Dinkel A (2015) Angst bei körperlichen Erkrankungen: Was ist normal, was ist behandlungsbedürftig? Psychotherapie im Dialog 16(2):60–62

Herschbach P, Weis J (Hrsg) (2010) *Screeningverfahren in der Psychoonkologie: testinstrumente zur Identifikation betreuungsbedürftiger Krebspatienten. Eine Empfehlung der PSO für die psychoonkologische Behandlungspraxis* (2. Auflage). Berlin

Herschbach P, Berg P, Dankert A, Duran G, Engst-Hastreiter U, Waadt S, Henrich G (2005) Fear of progression in chronic diseases: psychometric properties of the fear of progression questionnaire. J Psychosom Res 58(6):505–511

Holland JC (Hrsg) (2010) Psycho-Oncology, 2. Aufl. Oxford University Press, New York

Hricik A, Donovan H, Bradley SE, Given BA, Bender CM, Newberry A, Sherwood P (2011) Changes in caregiver perceptions over time in response to providing care for a loved one with a primary malignant brain tumor. Oncol Nurs Forum 38(2):149–155

Jacobi F, Höfler M, Siegert J, Mack S, Gerschler A, Scholl L, Wittchen H-U (2014) Twelve-month prevalence, comorbidity and correlates of mental disorders in Germany: the Mental Health Module of the German Health Interview and Examination Survey for Adults (DEGS1-MH). Int J Methods Psychiatr Res 23(3):304–319

Janda M, Eakin EG, Bailey L, Walker D, Troy K (2006) Supportive care needs of people with brain tumours and their carers. Support Care Cancer 14(11):1094–1103

Kangas M, Henry JL, Bryant RA (2002) Posttraumatic stress disorder following cancer. Clin Psychol Rev 22(4):499–524

Kayser K, Watson LE, Andrade JT (2007) Cancer as a „we-disease": examining the process of coping from a relational perspective. Families, Syst & Health 25(4):404–418

Kim Y, Schulz R (2008) Family caregivers' strains: comparative analysis of cancer caregiving with dementia, diabetes, and frail elderly caregiving. J Aging Health 20(5):483–503

Köhler M, Steinmann E, Maximilian Mehdorn H, Pedersen A, Goebel S (2020) The importance of social relationships for brain tumor patients' quality of life: a case for the inclusion of the concept of disclosure in psycho-oncological care. J Psychosoc Oncol 38(3):310–327

Kohlmann K, Janko M, Ringel F, Renovanz M (2020) Self-efficacy for coping with cancer in glioma patients measured by the cancer behavior inventory brief version. Psycho-Oncology 29(3):582–585

Kuijer RG, Buunk BP, de Jong GM, Ybema JF, Sanderman R (2004) Effects of a brief intervention program for patients with cancer and their partners on feelings of inequity, relationship quality and psychological distress. Psycho-Oncology 13(5):321–334

Lazarus RS, Folkman S (1984) Stress, appraisal, and coping. Springer, New York

Leventhal H, Meyer D, Nerenz D (1980) The common sense representation of illness danger. Contributions to Medical Psychol 2(1):7–30

Litofsky NS, Farace E, Anderson F, Meyers CA, Huang W, Laws ER (2004) Depression in patients with high-grade glioma: results of the Glioma Outcomes Project. Neurosurgery 54(2):358–366

Liu F, Huang J, Zhang L, Fan F, Chen J, Xia K, Liu Z (2018) Screening for distress in patients with primary brain tumor using distress thermometer: a systematic review and meta-analysis. BMC Cancer 18(1):124

Louis DN, Perry A, Reifenberger G, von Deimling A, Figarella-Branger D, Cavenee WK, Ellison DW (2016) The 2016 world health organization classification of tumors of the central nervous system: a summary. Acta Neuropathol 131(6):803–820

Löwe B, Spitzer RL, Zipfel S, Herzog W (2002) PHQ-D: Gesundheitsfragebogen für Patienten. Pfizer, Karlsruhe

Mainio A, Tuunanen S, Hakko H, Niemelä A, Koivukangas J, Räsänen P (2006) Decreased quality of life and depression as predictors for shorter survival among patients with low-grade gliomas: A follow-up from 1990 to 2003. Eur Arch Psychiatry Clin Neurosci 256(8):516–521

Massie MJ (2004) Prevalence of depression in patients with cancer. J Natl Cancer Inst Monogr 32:57–71

Mehnert A, Müller D, Lehmann C, Koch U (2006) Die deutsche Version des NCCN Distress-Thermometers. Zeitschrift für Psychiatrie, Psychologie und Psychotherapie 54(3):213–223

Mehnert A, Vehling S, Scheffold K, Ladehoff N, Schön G, Wegscheider K, Koch U (2013) Prävalenz von Anpassungsstörung, Akuter und Posttraumatischer Belastungsstörung sowie somatoformen Störungen bei Krebspatienten. Psychother Psychosom Med Psychol 63(12):466–472

Meyers CA, Hess KR (2003) Multifaceted end points in brain tumor clinical trials: cognitive deterioration precedes MRI progression. Neuro-Oncology 5(2):89–95

Mukherjee S, Schaden B, Pleitgen FF (2012) Der König aller Krankheiten: Krebs – eine Biografie, 2. Aufl. DuMont, Köln

Ownsworth T, Hawkes A, Steginga S, Walker D, Shum D (2009) A biopsychosocial perspective on adjustment and quality of life following brain tumor: a systematic evaluation of the literature. Disabil Rehabil 31(13):1038–1055

Påhlson A, Ek L, Ahlström G, Smits A (2003) Pitfalls in the assessment of disability in individuals with low-grade gliomas. J Neurooncol 65(2):149–158

Piil K, Jakobsen J, Christensen KB, Juhler M, Guetterman TC, Fetters MD, Jarden M (2018) Needs and preferences among patients with high-grade glioma and their caregivers – a longitudinal mixed methods study. European Journal of Cancer Care 27(2):e12806

Pitceathly C, Maguire P (2003) The psychological impact of cancer on patients' partners and other key relatives: a review. Eur J Cancer 39(11):1517–1524

Prieto JM, Blanch J, Atala J, Carreras E, Rovira M, Cirera E, Gastó C (2002) Psychiatric morbidity and impact on hospital length of stay among hematologic cancer patients receiving stem-cell transplantation. J Clin Oncol 20(7):1907–1917

Rait DS, Ostroff JS, Smith K, Cella DF, Tan C, Lesko LM (1992) Lives in a balance: perceived family functioning and the psychosocial adjustment of adolescent cancer survivors. Fam Process 31(4):383–397

Rooney AG, Carson A, Grant R (2011) Depression in cerebral glioma patients: a systematic review of observational studies. J Natl Cancer Inst 103(1):61–76

Rooney AG, McNamara S, Mackinnon M, Fraser M, Rampling R, Carson A, Grant R (2011) Frequency, clinical associations, and longitudinal course of major depressive disorder in adults with cerebral glioma. J Clin Oncol 29(32):4307–4312

Rosenblum ML, Kalkanis S, Goldberg W, Rock J, Mikkelsen T, Remer S, Nerenz D (2009) Odyssey of hope: a physician's guide to communicating with brain tumor patients across the continuum of care. J Neurooncol 92(3):241–251

Rudolph B, Wünsch A, Herschbach P, Dinkel A (2018) Ambulante verhaltenstherapeutische Gruppentherapie zur Behandlung von Progredienzangst bei Krebspatienten. Psychother Psychosom Med Psychol 68(1):38–43

Salander P, Bergenheim T, Henriksson R (1996) The creation of protection and hope in patients with malignant brain tumours. Soc Sci Med 42(7):985–996

Salander P, Bergenheim AT, Henriksson R (2000) How was life after treatment of a malignant brain tumour? Soc Sci Med 51(4):589–598

Sanson-Fisher R, Girgis A, Boyes A, Bonevski B, Burton L, Cook P (2000) The unmet supportive care needs of patients with cancer. Cancer 88(1):226–237

Scheffold K, Engelmann D, Schulz-Kindermann F, Rosenberger C, Krüger A, Rodin G, Mehnert A (2017) „Managing cancer and living meaningfully": qualitative Pilotergebnisse einer sinnbasierten Kurzzeittherapie für fortgeschritten erkrankte Krebspatienten (CALM). Psychotherapeut 62(3):243–248

Schlegel U, Weller M, Westphal M (2009) Neuroonkologische Therapie: Klinische Neurologie, 1. Aufl. Kohlhammer, Stuttgart

Schmer C, Ward-Smith P, Latham S, Salacz M (2008) When a family member has a malignant brain tumor: the caregiver perspective. The Journal of Neuroscience Nursing 40(2):78–84

Sherman AC, Simonton S (2016) Family Therapy for cancer patients: clinical issues and interventions. The Family Journal 7(1):39–50

Sturm W, Herrmann M, Münte TF (Hrsg) (2009) Lehrbuch der klinischen Neuropsychologie, 2. Aufl. Spektrum, Heidelberg

Taphoorn MJB, Klein M (2004) Cognitive deficits in adult patients with brain tumours. The Lancet Neurology 3(3):159–168

Tedeschi R, Calhoun LG (1995) Trauma and transformation: growing in the aftermath of suffering. SAGE, Thousand Oaks

Teo I, Krishnan A, Lee GL (2019) Psychosocial interventions for advanced cancer patients: a systematic review. Psycho-Oncology 28(7):1394–1407

Tucha O, Smely C, Preier M, Lange KW (2000) Cognitive deficits before treatment among patients with brain tumors. Neurosurgery 47(2):324–334

Vehling S, Koch U, Ladehoff N, Schön G, Wegscheider K, Heckl U, Mehnert A (2012) Prävalenz affektiver und Angststörungen bei Krebs: systematischer Literaturreview und Metaanalyse. Psychother Psychosom Med Psychol 62(7):249–258

Wanat M, Boulton M, Watson E (2016) Patients' experience with cancer recurrence: a meta-ethnography. Psycho-Oncology 25(3):242–252

Yousaf U, Christensen M-L, Engholm G, Storm HH (2005) Suicides among Danish cancer patients 1971–1999. Br J Cancer 92(6):995–1000

Zabora J, BrintzenhofeSzoc K, Curbow B, Hooker C, Piantadosi S (2001) The prevalence of psychological distress by cancer site. Psycho-Oncology 10(1):19–28. https://doi.org/10.1002/1099-1611(200101/02)10:1<19::AID-PON501>3.0.CO;2-6

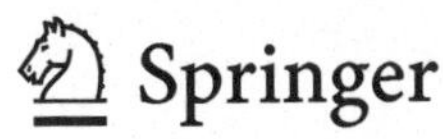

springer.com

}essentials{

Patrizia Thoma

Neuropsychologie der Schizophrenie

Eine Einführung für Psychotherapeutinnen und Psychotherapeuten

Jetzt im Springer-Shop bestellen:

springer.com/978-3-658-25735-4